Die Anwendungsweise

der

Lokalanästhesie in der Chirurgie.

Auf Grund anatomischer Studien und praktischer Erfahrungen

dargestellt von

Professor Dr. **Fritz Hohmeier,**
Oberarzt der chirurgischen Klinik zu Marburg a. L.

Mit einer Einführung von Professor Dr. **Fritz König.**

Mit 54 Abbildungen im Text.

1913

Springer-Verlag Berlin Heidelberg GmbH

ISBN 978-3-662-34366-1 ISBN 978-3-662-34637-2 (eBook)
DOI 10.1007/978-3-662-34637-2

Zur Einführung.

Die allgemeine Narkose hat dank zahlreicher Verbesserungen zweifellos viel von ihren Gefahren verloren. Aber die immer wieder gelegentlich auftretenden Unglücksfälle zeigen, dass sie nie ein ungefährliches Verfahren werden wird, und rechtfertigen die fortgesetzten Bemühungen, sie zu ersetzen. Als einer der glänzendsten Versuche in dieser Richtung ist die Lumbalanästhesie, jene höchste Stufe örtlicher Betäubung, zu nennen. Aber mit den schönen Erfolgen kamen bald herbe Erfahrungen, an denen ich leider intensiv beteiligt war. Damals habe ich, unterstützt von zahlreichen angesehenen Fachgenossen, mit Hohmeier, dem Verfasser der vorliegenden Monographie, jene schwere Jahresstatistik dem Chirurgenkongress 1910 vorgelegt, die, mag man an ihr deuteln, wie man will, das Eine bewies, dass die Lumbalanästhesie nicht imstande gewesen ist, die Todes- und anderen Gefahren der Narkose zu verringern. Schon zu jener Zeit erlaubte zum Glück die Verbesserung der örtlichen Betäubungsmethoden, auf die Lumbalanästhesie mehr und mehr zu verzichten — ich persönlich habe die letzte Lumbalanästhesie vor $1^1/_2$ Jahren angewendet. Die Lokalanästhesie begann ihren Siegeszug; und selbst dem grössten Zweifler mussten wohl die Mitteilungen von Heinrich Braun die Erkenntnis bringen, dass der weitere Ausbau dieser Methoden allein berufen sei, durch Verdrängung der Narkose ihre Gefahren zu beseitigen.

Seitdem habe ich hartnäckig darauf bestanden, dass auf meiner Klinik alles nur mögliche in Lokalanästhesie operiert wurde. Und wenn es nun soweit gekommen ist, dass bei uns über 50 pCt. aller Operationen der Klinik in Lokalanästhesie, und zwar wirklich schmerzlos, ausgeführt werden, so habe ich das vor allem dem verständnisvollen Mitarbeiten meiner Assistenten zu verdanken. Ganz besonders Herrn Dr. Hohmeier, den ich nach Uebernahme seiner hiesigen Stellung aufforderte, das zweckmässigste Vorgehen zusammenfassend zu bearbeiten. Wer von dem vorliegenden Buche oberflächlich nur die ersten Teile, Kopf und Hals, durchblättert, der wird vielleicht denken, es sei nur eine Wiedergabe der Braunschen und anderer Verfahren. Nimmt man aber die Darstellung der Operationen an den Extremitäten vor, so wird man erkennen, dass hier eine neue Technik herausgebildet ist, die unter Berücksichtigung der anatomischen Tatsachen jeder ausführen kann. Und wenn man nach diesem Verfahren immer wieder in tadelloser Anästhesie Schulter-, Ellbogen- und Kniegelenksresektionen ausführt, so muss man zugeben, dass es dem Verfasser gelungen ist, für diese Gebiete die Frage einer sicheren, raschen und einfachen Lokalanästhesie zu lösen.

Ein Buch, welches die notwendigen anatomischen Tatsachen in Verbindung mit der Injektionstechnik in präzisen Angaben mit klaren Abbildungen bringt, ist nach den häufigen Anfragen der Herren, welche die hier geschilderten Methoden an unserer Klinik haben ausführen sehen, ein Bedürfnis. Möchte die vorliegende Arbeit dazu beitragen, der Lokalanästhesie zum Segen der Operierten immer neue Anhänger zu werben und neue Anwendungsgebiete zu erschliessen!

Marburg a. L., Oktober 1912.

Fritz König.

Vorwort.

Das Buch soll, wie schon sein Titel besagt, Anleitung geben zur Ausführung der Lokalanästhesie bei den verschiedensten Eingriffen; es soll dazu beitragen, auch bei grossen Operationen die Allgemeinnarkose zu verdrängen. Obwohl die verdienstvollen Arbeiten Brauns und anderer als grundlegend angesehen werden müssen, so glaube ich doch vom praktischen Gesichtspunkte aus allerlei Neues beigebracht zu haben. Um den Charakter der Anleitung zu wahren, habe ich es für nötig gehalten, anatomische Erläuterungen und Abbildungen beizufügen, die die kurzgefassten Schilderungen der Injektionsmethoden ergänzen sollen. So glaube ich, dass diese Art der Einrichtung des Buches dem Arzt und dem Studierenden zweckmässig erscheinen wird.

Die Anwendung der Lokalanästhesie in einzelnen Spezialgebieten wie der Gynäkologie, Ophthalmologie, Otologie und Zahnheilkunde habe ich nicht berücksichtigt, da wir keine Erfahrungen darüber besitzen.

Die anatomischen Bilder sind mit gütiger Erlaubnis der Autoren und Verleger den Werken von Spalteholz und Corning entnommen.

Meinem hochverehrten Chef, Herrn Professor Dr. Fritz König, bin ich für seine liebenswürdige Unterstützung zu besonderem Danke verpflichtet, ebenso Herrn Geheimrat Professor Dr. Gasser, der mir bei den anatomischen Studien mit Rat zur Seite gestanden hat.

Ich bitte die Kollegen, diese Anleitung, die nur von uns selbst erprobte Methoden bringt, als einen Versuch zur weiteren Verbreitung der Lokalanästhesie anzusehen, und wäre für jeden Rat ausserordentlich dankbar.

Marburg, im Oktober 1912.

Dr. **F. Hohmeier.**

Vorwort

Inhaltsverzeichnis.

A. Allgemeiner Teil.

Braun hat sowohl in seinem Hand- und Lehrbuch wie auch in späteren Arbeiten hervorgehoben, dass die beste Anästhesie zu erreichen sei durch Kombination von Leitungsunterbrechung einzelner Nervenstämme und direkter Infiltration des Gewebes. Merkwürdigerweise ist aber nach dieser Richtung hin kein weiterer Ausbau der Lokalanästhesie erfolgt. Alle in letzter Zeit erschienenen Arbeiten beschäftigen sich vielmehr, ohne Berücksichtigung der Infiltrationsanästhesie, allein mit der Leitungsunterbrechung grösserer Nervenstämme. Dieser neu eingeschlagene Weg scheint uns nicht der richtige; wir folgern das schon aus dem Experiment am Menschen, auf das ich hier nur kurz eingehen will.

Wir können durch endo- und perineurale Injektionen Leitungsanästhesie erzielen. Erstere ist, da sie fast für alle Nerven eine operative Freilegung derselben erfordert, für die Praxis nicht geeignet, zum Experiment wohl zu verwenden. Spritzen wir in den Nervus ulnaris — es ist dies der einzige Nerv, den man beim Menschen ohne Freilegung mit Sicherheit endoneural injizieren kann — 2,5 ccm einer $^1/_2$proz. Novokain-Suprarenin-Lösung, so tritt schon nach kürzester Zeit ein Erlöschen der Sensibilität ein, die von der Peripherie zum Zentrum hin fortschreitet. Umgekehrt erfolgt der Eintritt der Anästhesie bei der perineuralen Injektion. Hier beginnt sie nahe der Einspritzungsstelle, schreitet dann langsam nach unten weiter und erst nach längerer Zeit, nach 15—30 Minuten und darüber, ist das ganze vom Nervus ulnaris versorgte Gebiet unempfindlich. Wir können aus beiden Versuchen nur annehmen, dass die am weitesten peripher gehenden Achsenzylinder am zentralsten im Nerven liegen müssen, denn sie werden bei der endoneuralen Injektion am ersten betroffen und infolgedessen auch am ersten in ihrer Leitung unterbrochen, erst dann folgen bei weiterer Durchtränkung des Nerven durch die von innen nach aussen diffundierende Lösung die auf ihnen liegenden Nervenstränge, die höher gelegene Partien versorgen; bei der perineuralen Injektion kommen diese zuerst daran, da sie am ersten mit der durch die bindegewebige Scheide diffundierten Lösung in Berührung kommen; bei fortschreitender Einwirkung folgen die zentraleren Partien, und totale Anästhesie kann erst eintreten bei völliger Durchtränkung des Nerven; sie kann aber auch dann noch ausbleiben, wenn eine schwächere Lösung beim Eindringen in den Nerven durch den Austausch mit der Körperflüssigkeit so verdünnt wird, dass sie im Zentrum keine Wirkung mehr ausüben kann.

Nach diesen Ausführungen ist es verständlich, dass bei der perineuralen Injektion der Eintritt der Anästhesie abhängig ist von der Dicke des Nerven. Umspritzen wir also bei Operationen an peripheren Teilen der oberen Extremität den Plexus brachialis, so müssen wir auf den Eintritt der Anästhesie in diesen Teilen lange warten, ja sie kann in diesen Abschnitten auch bei Anwendung stärkerer Lösungen ausbleiben, wie die Erfahrung gelehrt hat. Wir müssen deshalb, wenn wir rascheren und sicheren Eintritt der Anästhesie wünschen, die Nerven an tiefer gelegenen Punkten treffen, wo sie schon geringeres Kaliber haben; das wird auch bei Operationen an den Extremitäten, bei denen ja in erster Linie die Leitungsunterbrechung in Frage kommt, keine Schwierigkeiten haben. Kurz gesagt, es ist am ratsamsten, die perineurale Injektion immer in möglichster Nähe des Operationsfeldes vorzunehmen. Wir müssen dann aber auch, da die Anästhesie von der Injektionsstelle aus nicht aufwärts steigt, die von weiter oben her kommenden sensiblen Nerven besonders anästhesieren. Es gelingt uns dies am besten durch — ev. zirkuläre — Infiltration des Unterhautzellgewebes in der Nähe des Operationsfeldes, die wir immer da anwenden, wo grössere Nervenstämme fehlen oder nicht zu erreichen sind. Die Leitung aller oberflächlicheren, das infiltrierte Gebiet durchziehenden sensiblen Nerven wird so in kurzer Zeit unterbrochen und am raschesten werden wir zum Ziel kommen, wenn wir noch eine besondere Infiltration des Unterhautzellgewebes in der Schnittlinie hinzufügen, um etwa gesondert in diese eintretende Nerven auszuschalten; die Uebersichtlichkeit des Operationsfeldes leidet bei letzterer nicht, wenn man nicht unnötigerweise zu grosse Mengen Lösung in ein beschränktes Gebiet hineinbringt.

Nach diesen Erwägungen gehen wir bei Anwendung der Lokalanästhesie so vor, dass wir, wenn möglich, die Leitung der Nervenstämme unweit des Operationsfeldes durch perineurale Injektionen zu unterbrechen suchen, immer aber schliessen wir die Infiltration des Unterhautzellgewebes oberhalb des Operationsgebietes und der Schnittlinie an; bei den Operationen an den Extremitäten haben wir noch die Infiltration des Extremitätenquerschnittes hinzugefügt.

Durch letztere erreichen wir mit Sicherheit volle Gefühllosigkeit des Knochens, des Periosts und der Muskulatur, die nach perineuraler Injektion, wie die Erfahrung gelehrt hat, nicht immer eintritt; ausserdem treffen wir auch auf diese Weise die subfaszial laufenden, von oben her in ein Operationsgebiet eintretenden Hautnerven, die durch Infiltration des Unterhautzellgewebes nicht hätten beeinflusst werden können. Die Verletzung grösserer Gefässe lässt sich dabei mit einiger Vorsicht leicht vermeiden. Die Infiltration der Schnittlinie haben wir zur schnelleren Aufhebung des sonst länger bestehen bleibenden Druckgefühls beibehalten, was zur ruhigen Ausführung einer Operation von Wichtigkeit ist. Durch diese Kombination beschleunigen wir den Eintritt der Anästhesie im Operationsgebiet, so dass wir kurze Zeit nach der Einspritzung mit der Operation beginnen können. Diese Injektionsmethode ist einfach und schnell ausführbar, auch bei den grössten Extremitätenoperationen in 5 Minuten durchzuführen; längere Zeit beansprucht sie nur bei den Operationen am Oberkiefer und bei den Eingriffen an der Hüfte und am Oberschenkel, da hierbei ein Lagewechsel des Patienten notwendig wird.

Nachzutragen ist hier noch einiges über das Verhalten der übrigen Funktionen der sensiblen Nerven. Nach Eintritt völliger Anästhesie schwindet am ersten der Temperatursinn, dann folgt Schwinden der Lageempfindung und zuletzt des Druckgefühls. Das lange Bestehenbleiben des letzteren bringt nicht selten den Patienten den Anfang der Operation zum Bewusstsein; um ihnen Aufregungen zu ersparen, ist es in manchen Fällen angezeigt, die Patienten darauf aufmerksam zu machen, dass sie einen Druck bei Beginn der Operation verspüren würden, ohne das Auftreten von Schmerzen befürchten zu müssen. Die Funktion der motorischen Nerven wird bei Anwendung von $^1/_2$proz. Novokain-Suprarenin-Lösung selten ganz aufgehoben, nur bei Injektionen in der Fazialisgegend kommt es zu totaler Lähmung seiner Aeste, die den Operateur, wenn er nicht an die Novokainwirkung denkt, in Schrecken setzen kann; auch die bei länger dauernden Strumaoperationen hier und da auftretende, bald vorübergehende Heiserkeit ist auf eine durch das Novokain hervorgerufene Rekurrensparese zurückzuführen. An den Extremitäten kommt es meist nur zu einer gewissen Kraftlosigkeit der anästhesierten Teile, die die Wiederherstellung der Sensibilität überdauern kann.

Ueber die Art des Wiedereintritts der Sensibilität haben wir genauere Feststellungen noch nicht machen können, die Anästhesie hält aber in den weitaus meisten Fällen $1^1/_2$ bis 2 Stunden an, ist also auch für grosse Operationen ausreichend.

Ehe ich nun zur Schilderung der einzelnen Injektionsmethoden übergehe, möchte ich noch einige allgemeinere Bemerkungen vorausschicken.

Patienten, die unter Lokalanästhesie operiert werden sollen, bedürfen einer gewissen Vorbereitung. Erwachsene, d. h. solche von 14 Jahren aufwärts, erhalten am Abend vor der Operation $^1/_2$—1 g Veronal, eine halbe Stunde vor Ausführung der Anästhesie 0,01—0,02 ccm Morphium subkutan. Diese immerhin noch geringe Morphiumdosis reicht im Verein mit dem Veronal bei den an diese Mittel nicht gewöhnten Kranken vollkommen aus, sie zu beruhigen, gegen äussere Eindrücke abzustumpfen und sie nicht zur richtigen Erkenntnis des Ernstes ihrer Lage kommen zu lassen. Sie begreifen oft gar nicht, wie wir durch öfteres Nachfragen festgestellt haben, was mit ihnen vorgenommen wird. Sie erleiden kein seelisches Trauma, wie viele behaupten, und selbst bei den für Operateur wie Patienten unangenehmsten Operationen, den Eingriffen an den Kiefern oder der Mundhöhle, haben wir niemals das Gefühl gehabt, als wenn wir unhuman gegen den Patienten handelten. Die Patienten schlafen während der Operation nicht; sie können alle im Verlauf derselben auftretenden Unbequemlichkeiten anzeigen und so ernstere Störungen selbst mit vermeiden helfen. Ich erinnere nur an die durch Zerrung an der Trachea bei Strumektomie eintretende Atemnot, wo einfaches Nachlassen des Zuges den Patienten wieder freie Atmung verschafft; bei Operationen im Mund können sie herunterfliessendes Blut kräftig aushusten und ganz besonders kommt man zur Erkenntnis der Vorteile der Lokalanästhesie gegenüber der Narkose bei grösseren Eingriffen an Kehlkopf und Trachea; die Exstirpation des Kehlkopfs lässt sich jetzt ohne die geringste Atemstörung ausführen. Um diese Vorteile nicht einzubüssen, vermeiden wir auch die Anwendung des in seiner gewöhnlich gegebenen Dosis viel intensiver wirkenden Skopolamins in Verbindung mit Morphium oder Pantopon. Die Einwirkung dieses Mittels kann eine so starke sein, dass in vielen Fällen, wie wir aus eigner Erfahrung wissen, die Hinzufügung der Lokalanästhesie ganz überflüssig ist; wir haben in Morphium-Skopolaminbetäubung grössere Operationen, z. B. Prostatektomien, ohne jede weitere Anästhesierung machen können, und an anderer Stelle habe ich grössere abdominelle Eingriffe unter einfacher Skopolaminbetäubung ausführen sehen, ohne dass die Patienten über wesentliche Schmerzen geklagt hätten; es sind deshalb alle Operationen, vor allem die Laparotomien, bei denen vorher Skopolamin-Morphium verabreicht wurde, nicht beweiskräftig für die Güte der Lokalanästhesie. Es hat uns ferner die nicht selten nach Skopolamin eintretende Atemlähmung zur gänzlichen Vermeidung dieses Mittels geführt.

Sehr aufgeregte oder hysterische Personen schliesst man, wenn man sich nicht die Freude an dem Verfahren verderben will, am besten ganz von der Lokalanästhesie aus; ängstliche Kranke kann man auch nach beschriebener Vorbereitung über die ganze Situation hinwegtäuschen, wenn man vor der Injektion oder Operation ihre Aufmerksamkeit durch das Auflegen einer mit einigen Tropfen Aether befeuchteten Maske ablenkt.

Sehr fette Personen sind ungeeignete Objekte für die Lokalanästhesie, wir haben bei ihnen die Beobachtung gemacht, dass die Anästhesie der Haut nach Infiltration des Unterhautzellgewebes nur sehr langsam oder gar nicht eintritt, wohl weil die Lösung nicht an die in Fett gehüllten Nervenendigungen gelangen kann; erst intrakutane Injektion macht hier die Anästhesie vollständig. Auch narbige Veränderungen im Gebiet des zu operierenden Körperteiles führen, wenn nicht zentrale Unterbrechung der das Operationsgebiet versorgenden Nerven mit ausführbar ist, zu Misserfolgen, wohl weil bei der Infiltration keine genügende Ausbreitung der Lösung im narbigen Gebiet erfolgen kann.

Diabeteskranke haben wir unter Lokalanästhesie operiert, ohne eine Verschlimmerung ihres Zustandes zu sehen.

Den besten Massstab für die Güte der Lokalanästhesie geben entschieden die im Kindesalter, das keine Kontraindikation für die Lokalanästhesie bildet, ausgeführten Operationen, weil die kleinen Patienten ganz unvorbereitet zu derselben kommen. Man muss aber sorgfältige Auswahl treffen, nur ruhige und vernünftige Kinder werden sich zu dem Verfahren eignen; wir haben grosse Eingriffe, Strumektomie, Kniegelenksresektion, Sehnentransplantation, bei Kindern von 3 Jahren aufwärts völlig schmerzlos ausführen können, ohne dass irgendwelche Schädigungen der kleinen Patienten durch die Lokalanästhesie eingetreten wären.

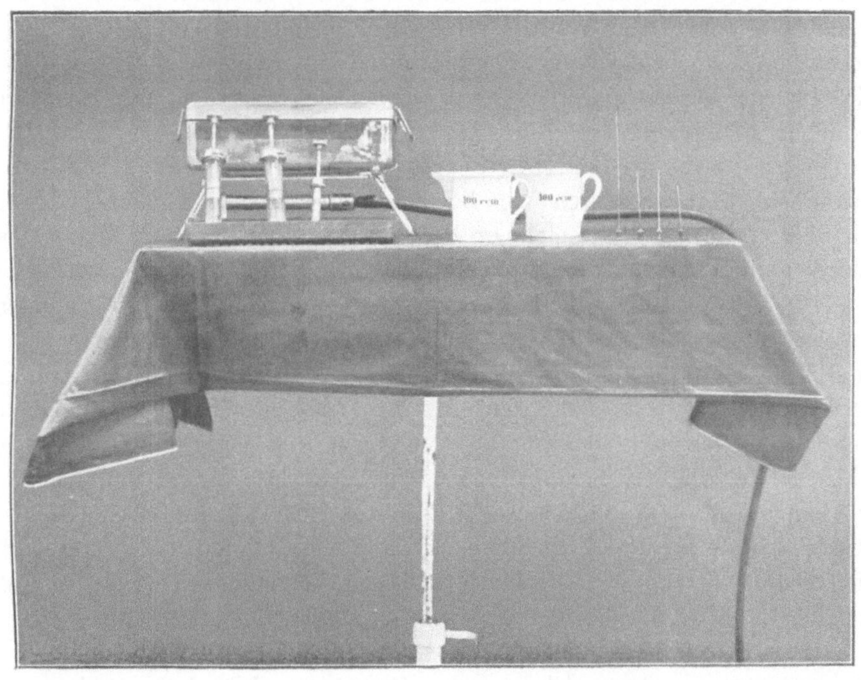

Abbildung 1.

Operateur und Assistenten müssen sich an das Operieren unter Lokalanästhesie gewöhnen. Sie müssen darauf bedacht sein, den Patienten während der Operation nicht zu belästigen, etwa durch Druck auf Brust, Hals oder Extremitäten; nicht selten sind Klagen der Patienten auf eine Ausserachtlassung dieser Momente zurückzuführen. Vor allem ist es notwendig, dass Bemerkungen über den Verlauf der Operation und die Art der Erkrankung unterbleiben, denn die wachen Patienten können alles verstehen und so nicht selten verhängnisvolle Aufschlüsse über ihr Leiden bekommen. Es sind dies scheinbar gleichgültige, aber für Arzt und Patienten durchaus wichtige Dinge.

Unser Instrumentarium (Abb. 1) ist äusserst einfach. Zur Injektion benutzen wir 10 ccm fassende Rekordspritzen, die fest schliessen und sich gut sterilisieren lassen, als Ansatz dienen die nicht rostenden Platiniridiumnadeln von verschiedener Länge, die den Vorzug haben, dass sie sich, wenn erforderlich, leicht in der gewünschten Weise biegen lassen, sodass wir den Ansatz von Kniestücken vollständig entbehren können. Nur bei Injektionen, die bis auf den Knochen gehen, verwenden wir Stahlnadeln, da hierbei die Spitze der weichen Platinnadeln leicht verbogen wird. Zur Auflösung der Tabletten dienen glatte, graduierte, 100 ccm haltende weisse Porzellantöpfe. Alle diese Instrumente werden in reinem Wasser in einem besonderen Kocher sterilisiert, sie kommen so mit den in Sodawasser ausgekochten Instrumenten gar nicht in Berührung und wir haben infolgedessen auch eine die Lösung zersetzende Verunreinigung mit diesem nicht zu befürchten. Auf die Fernhaltung des sodahaltigen Wassers, das auch durch Durchspritzung des Instrumentes mit Kochsalzlösung nicht sicher zu entfernen ist, sollte besonderes Gewicht gelegt werden, denn mancher Misserfolg lässt sich durch diese Unachtsamkeit erklären.

Wir benutzen zur Anästhesie einzig und allein $^1/_2$proz. Novokain-Suprarenin-Lösung, durch die bei allen Operationen genügende Wirkung erzielt wird. Sie wird jedesmal vor der Injektion aus den von den Höchster Farbwerken in den Handel gebrachten Novokain-Suprarenin-Tabletten frisch hergestellt; jede Tablette enthält 0,125 Novokain und 0,000125 Suprarenin. Diese Herstellung der Lösung ist auch nach Braun die einfachste und zuverlässigste. Obwohl nach den Untersuchungen Hofmanns und Kutschers an der Sterilität dieser Tabletten Zweifel erhoben sind, haben wir doch niemals irgendwelche Störungen im Wundverlauf bei unseren Fällen gesehen. Die Lösung der Tabletten erfolgt in 0,9proz. Kochsalzlösung und dauert bei einer Temperatur von 40° C etwa 10 Minuten; es ist deshalb ratsam, die Lösung einige Zeit vor der Injektion fertigzustellen. Nach etwa $^1/_4$stündigem Stehen nimmt die sonst wasserklare Lösung eine rötliche Färbung an, ohne aber dadurch an Wirksamkeit einzubüssen. Naturgemäss gebrauchen wir bei der geringen Konzentration unserer Lösung grössere Mengen derselben, die Menge schwankt nach Ausdehnung der Operation. Wir haben aber selten mehr als 300 ccm angewandt.

Da, wo Leitungsunterbrechung möglich ist, beginnen wir immer mit der perineuralen Injektion, und zwar injizieren wir ohne Hautquaddelbildung. Wir haben die Beobachtung gemacht, dass die Anlegung der Quaddel ebensoviel Schmerzen verursacht, als der Nadelstich durch die Haut, ausserdem hindert die Quaddel den freien Gebrauch der Nadel, die infiltrierte Haut legt sich fest um die Kanüle herum, erschwert das Verschieben und beeinträchtigt das „Fühlen" mit der Nadel. Dann folgt die Infiltration des Unterhautzellgewebes in der Umgebung oder oberhalb des Operationsfeldes und der Schnittlinie. Bei Operationen an den Extremitäten geht dieser noch die Infiltration des Extremitätenquerschnittes voraus. Hierbei wird die Nadel bis auf den Knochen vorgeschoben und nun erfolgt bei langsamem Zurückziehen der Nadel die Infiltration von der Tiefe her bis ins Unterhautzellgewebe. Durch diese Infiltration wird das Gewebe so anämisch, dass wir bei den meisten Operationen an den Extremitäten die Anlegung eines Schlauches nicht nötig haben. An Stellen, wo das Anstechen von Blutgefässen in Frage kommen könnte, wird die Nadel ohne Spritze eingestochen, und erst wenn kein Blut abfliesst, die Einspritzung vorgenommen. Wenn auch das Anstechen grösserer Gefässe vielleicht keinen Schaden für den Patienten bedeutet, so ist es doch nicht so belanglos, wie Borchers meint, denn das Anstechen derselben führt, wie man sich häufig genug bei Operationen überzeugen kann, zur Bildung mehr oder minder grosser Hämatome, die durch Imbibition der Gewebe die Uebersicht über das Operationsfeld stören können.

Was die Sensibilität der einzelnen Gewebe bei der Injektion anbelangt, so können wir nur Brauns Angaben darüber bestätigen. Am empfindlichsten ist der Durchstich durch die Haut, dann folgen Periost und Faszie; nur geringe Schmerzen werden beim Durchstechen des Unterhautzellgewebes und der Muskulatur angegeben. Die Infiltration des Unterhautzellgewebes wird als wenig unangenehm empfunden.

Die Operation beginnen wir bei Anwendung reiner Infiltrationsanästhesie direkt im Anschluss an die Injektion; da, wo perineurale Injektion vorausgeschickt ist, pflegen wir nach einer viertelstündigen Wartezeit zu beginnen, um die Lösung erst auf die Nervenstämme einwirken zu lassen, wir haben aber auch hier nicht selten schon nach kürzeren Zeiträumen schmerzlose Operationen durchführen können. Einen genauen Zeitpunkt für den Beginn der Operation anzugeben, ist unmöglich, denn der Eintritt der Anästhesie ist individuell verschieden und soll unbedingt abgewartet werden. Die von Zeit zu Zeit vorzunehmende Prüfung der Empfindlichkeit des Gewebes, z. B. durch Nadelstiche, gibt uns den besten Aufschluss über den Grad der erreichten Anästhesie.

Mit dem Nachlassen der Novokain- und Morphiumwirkung kommt es in den weitaus meisten Fällen zu mehr oder minder starken Nachschmerzen, die am besten durch geringe Morphiumdosen gelindert werden. Auch durch Aspirin, von dem wir innerhalb der ersten zwei Stunden, von dem Auftreten der Schmerzen an gerechnet, 3 g verabreichen, lässt sich eine Verminderung der Schmerzen erzielen. Sie sind wohl verursacht durch die der Anämie folgenden Hyperämie im operierten Gebiet und schwinden meist nach 6 bis 10 Stunden. Bei Kindern sind die Nachschmerzen geringer, wir haben bei diesen zur rascheren Ausscheidung des Novokains Kochsalzlösung subkutan verabreichen lassen.

Die ersten zwei Tage werden Temperatursteigerungen bis 39° und darüber beobachtet bei völlig normalem Heilverlauf. Sie müssen hervorgerufen sein, ähnlich wie bei der Lumbalanästhesie, durch Einwirkung des resorbierten Novokain-Suprarenins auf das zentrale Nervensystem.

Sonstige Nachwirkungen, wie Erbrechen, Kopfschmerzen, Nervenschädigungen haben wir in keinem unserer Fälle gesehen. Auch Schädigungen der

Nierenepithelien haben sich trotz sorgfältiger und längere Zeit fortgesetzter Urinuntersuchungen nicht nachweisen lassen.

Von besonderer Wichtigkeit für die Wundheilung ist bei Anwendung der Lokalanästhesie eine sorgfältige Blutstillung. Man kann im anämischen Gebiet die nur wenig blutenden Gefässe deutlich erkennen, leicht abklemmen und unterbinden. Eine nachlässige Handhabung der Blutstillung kann bei der nachfolgenden Hyperämie zu schweren Nachblutungen führen, die eventuell eine Wiedereröffnung der Operationswunde notwendig machen. Ausserdem erhöht ein unter der Haut sich bildender Bluterguss die postoperativen Schmerzen und er kann die Ursache zu einer Infektion abgeben. Bei unter Lokalanästhesie ausgeführten Laparotomien haben wir den Eindruck gehabt, als wenn die Darmtätigkeit sich rascher wiederherstellte, als bei der Allgemeinnarkose.

Obwohl wir ausgedehntesten Gebrauch von der Lokalanästhesie machen — wir operieren mit ihr über 50 pCt. aller unserer Fälle — gibt es Erkrankungen, bei denen wir sie niemals ausführen. Das sind in erster Linie alle akut entzündlichen Prozesse; bei chronischen Eiterungen, besonders den Osteomyelitiden der Röhrenknochen, haben wir sie oft mit gutem Erfolg verwendet. Die Umspritzung von Furunkeln und Karbunkeln, in der Nackengegend z. B., ist in vielen Fällen unmöglich, oder wenn man sie ausführt, ebenso schmerzhaft für den Patienten wie die Operation selbst. Auch die Nachschmerzen sind bei den entzündlichen Prozessen gegenüber anderen Erkrankungen grösser, und der Eintritt der Anästhesie pflegt bei ihnen länger zu dauern oder kann, wie unsere Erfahrungen und andere Mitteilungen beweisen, ganz ausbleiben. Die von Kulenkampff und Hirschel empfohlene und auch zur Behandlung von Panaritien und Phlegmonen angewandte Anästhesierung des Plexus brachialis wird, wenn ihre Ausführung auch keine grossen Schwierigkeiten verursacht, wegen der langen Dauer des Eintritts der Anästhesie und wegen des bisher noch unsicheren Erfolges kaum eine weitere Verbreitung bei der Behandlung dieser Erkrankung in der Praxis finden. Für die Behandlung akut entzündlicher Erkrankungen bleibt das einfachste Anästhesierungsverfahren das beste, und das ist der Aetherrausch, der in wenigen Minuten den Patienten tief genug einschläfert, so dass man in Ruhe die Operation ausführen kann, während eine unvollkommene Lokalanästhesie leicht zu unvollkommener Operation führt. Ausserdem ist der Aetherrausch sicher ebenso gefahrlos in seiner Anwendung als die lokale Betäubung.

Die Lokalanästhesie bei Einrenkung von Luxationen oder Reposition von Frakturen anzuwenden, ist uns, trotzdem wir, wie schon gesagt, weitgehendsten Gebrauch von der Lokalanästhesie machen, nie in den Sinn gekommen; auch bei diesen Erkrankungen sind wir treue Anhänger des in kürzester Zeit zu völliger Muskelerschlaffung führenden Aetherrausches geblieben.

Vorausschicken möchte ich nun noch, um Wiederholungen zu vermeiden, die Anwendungsweise der Lokalanästhesie bei Behandlung von Wunden, zur Entfernung kleinerer Geschwülste, zur Ausführung von Hautüberpflanzung und zu Punktionen.

Bei glatten Schnittwunden genügt die einfache, rasch ausführbare Infiltration der Wundränder, um eine schmerzlose Naht ausführen zu können; zu beobachten ist nur dabei, dass die Injektion nicht zu nahe am Wundrand, sondern etwa 1 cm von demselben entfernt vorgenommen wird, da sonst ein grosser Teil der Lösung wieder nutzlos abfliessen würde. Grössere Lappenwunden wird man am besten zirkulär umspritzen, um alle zuführenden Nerven ausschalten zu können, und bei den tiefgehenden Wunden der Extremitäten die Anästhesierung oberhalb der verletzten Stelle vornehmen in der Weise, wie wir es später bei den Extremitätenoperationen beschreiben werden.

Zur Entnahme Thierschscher oder Krausescher Lappen eignet sich die Umspritzung, eventuell auch Infiltration des Entnahmegebietes, nur darf bei letzterer, um Unebenheiten zu verhüten, nicht zu viel Lösung verbraucht werden, oder aber es muss eine kräftige Massage die Flüssigkeit im ganzen Gebiete gleichmässig verteilen; auf diese Weise ist auch die Entnahme grösserer Lappen zu erreichen. Die zu transplantierende Fläche müssen wir zur Abkratzung der Granulationen ebenfalls durch Umspritzung, wenn möglich durch Unterspritzung der Wundfläche anästhetisch zu machen suchen, was auch ohne Schwierigkeiten in den meisten Fällen gelingt. Die Infiltrationsmethode ist nur bei kleinen oder mittelgrossen Defekten ausführbar, bei zu grossen kann sie nicht in Frage kommen, da die zur Anästhesierung notwendige Novokaindosis zu hoch werden dürfte. Die Anästhesierung des Nervus femoris cutaneus lateralis haben wir mit gutem Erfolge versucht, nur ist die Unsicherheit der Grenzen ein Nachteil, den der Patient oft schmerzlich empfindet. Dass die noch hinzugefügte Anästhesierung des Nervus femoralis die Anwendungsmöglichkeit der Lokalanästhesie bei der Transplantation erweitern kann, erscheint unzweifelhaft; eigene Erfahrungen darüber stehen uns vorläufig nicht zur Verfügung.

Die Entfernung kleiner, beweglicher, gut abgrenzbarer Geschwülste, mögen sie sitzen an der Körperoberfläche, wo sie wollen, gelingt sehr gut unter lokaler Betäubung. Infiltration der Basis, bei abhebbarer Geschwulst auch der Unterlage, und bei tiefer liegender auch der Schnittlinie führen zu rasch eintretender, völlig ausreichender Anästhesie. Nach Herausnahme grösserer, oberflächlich gelegener Tumoren, z. B. der Lipome, sehen wir nicht selten trotz sorgfältiger Gefässunterbindung durch parenchymatöse Blutung Hämatome sich bilden; es ist deshalb bei ausgedehnterer Wundhöhle ratsam, ein kleines Drainrohr zum Abfluss des Blutes im Wundwinkel einzulegen, der Heilverlauf wird hierdurch in keiner Weise verzögert, im Gegenteil in vielen Fällen gefördert.

Die Exzision lupös erkrankter Hautpartien ist ein dankbares Feld für die Lokalanästhesie; die einfache Infiltrationsanästhesie reicht für diese und auch für die zur Deckung der Defekte notwendigen Plastiken, z. B. zur Lappenverschiebung, völlig aus.

Die Punktion der Körperhöhlen und der Gelenke lässt sich schmerzlos bewerkstelligen, wenn die über ihnen gelegenen Weichteile an der Punktionsstelle infiltriert werden. Bei schmerzhaften Gelenken ist es ratsam, noch eine Injektion der Lösung in das an und für sich schon sehr empfindliche Gelenkinnere hinzuzufügen. Bei diesen kleinen, aber sehr schmerzhaften Eingriffen sollte die Lokalanästhesie viel mehr in Anspruch genommen werden, als es bisher geschieht.

Wir wollen zum Schluss hervorheben, dass die einfachsten Methoden der Lokalanästhesie den Vorzug verdienen; die Leitungsunterbrechung grösserer Nervenstämme, z. B. des Plexus brachialis, mag bei grösseren Operationen an der oberen Extremität in Anwendung kommen, das ist vollauf berechtigt. Wenn wir aber lesen, dass sie auch ausgeführt wird zur Entfernung von Ganglien, zur Exartikulation der Finger, ja zur Naht von Wunden der Hand, also zu Operationen, bei denen man mit einfacher Infiltration und schwacher Lösung auskommt, so heisst das doch weit über das Ziel hinausgeschossen. Das Anästhesierungsverfahren sollte im Interesse der Patienten immer im Verhältnis stehen zur Grösse des auszuführenden Eingriffes.

B. Spezieller Teil.

Operationen an Kopf und Hals.

Die sensible Versorgung der Stirn, der mittleren und seitlichen Partien des behaarten Kopfes bis in die Gegend des Hinterhauptbeines kommt von den Zweigen des I. und II. Trigeminusastes, der hintere Teil wird von den aus dem Plexus cervicalis kommenden Nervi occipitalis major und minor versorgt.

Eine genaue Bestimmung der Grenzen dieser von den verschiedenen Nerven versorgten Gebiete ist unmöglich, infolgedessen würde bei ausgedehnteren Operationen mit der Leitungsunterbrechung einzelner Nervenstämme, die an verschiedenen Stellen des Kopfes wohl durchführbar wäre, nicht immer ein sicherer Erfolg erzielt werden können. Hier gibt die Anwendung der Infiltrationsanästhesie bessere Resultate bei durchaus einfacher Ausführung. Braun zeigte schon, dass durch Umspritzung der Schädelbasis eine vollständige Anästhesie des ganzen Schädeldaches zu erreichen ist. Wir erzielen durch zirkuläre Umspritzung des durch die Verletzung gegebenen oder vorher bestimmten Operationsfeldes immer eine totale Anästhesie im Operationsgebiet und können unter dieser alle am Schädeldach in Betracht kommenden Eingriffe ausführen, so die Hebung von Impressionsfrakturen, die Deckung von Schädeldefekten durch König-Müllersche Plastik, die Nasenplastik aus der Stirn, die Entfernung von Knochengeschwülsten oder malignen Tumoren der Kopfhaut und die Abmeisselung von Knochensequestern. Die zur Infiltration der Weichteile, durch die auch Periost und Knochen unempfindlich werden, in Anwendung kommende Injektionstechnik ist, wie gesagt, so einfach, dass sich eine genauere Beschreibung derselben erübrigt. Die Menge der Novokain-Suprarenin-Lösung richtet sich natürlich nach der Grösse des Operationsfeldes, die Anästhesie des Periostes und Knochens tritt auch meist direkt im Anschluss an die Injektion auf. Auch alle unsere Trepanationen, sei es zur Unterbindung der Arteria meningea media, sei es zur Entfernung von Geschwülsten, führen wir unter lokaler Betäubung aus. Die Art der Injektion ist aus der Abbildung klar ersichtlich (Abb. 2), es werden Peripherie und Basis des Lappens umspritzt. Es kommt im injizierten Gebiet durch die

Suprareninwirkung zu einer Anämie, die durch weissliche Verfärbung der Injektionslinie in Erscheinung tritt. Diese reicht aber bei der reichlichen Gefässversorgung des Kopfes für blutleeres Operieren nicht aus, auch nicht bei Anwendung grösserer Mengen (100—150 ccm) der $^1/_2$proz. Novokain-Suprarenin-Lösung, wie wir uns häufig genug überzeugen konnten. Wir haben, um sichere Blutleere zu erreichen, nach Ausführung der Lokalanästhesie und vor Umschneidung des Lappens die Heidenhainsche Umstechungsnaht oder eine Umschnürung des Schädels zu Hilfe genommen; nur mit diesen Mitteln wurde uns die Operation ohne wesentlichen Blutverlust ermöglicht. Dass die Dura auch nach der Basis hin nicht empfindlich ist, zeigten uns unsere zweizeitigen

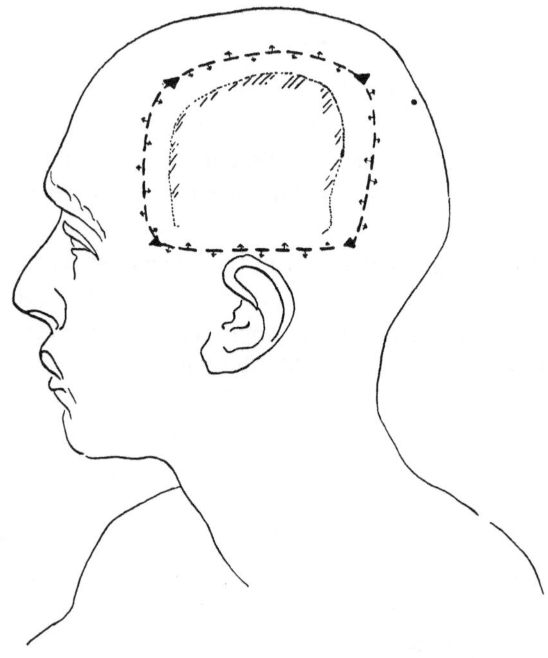

Abbildung 2*).

Operationen, die wir zur Entfernung von Gehirngeschwülsten immer vornehmen. Das Wiederaufklappen des Knochenlappens, die Umschneidung der Dura, die oft tief herunterreichte, die Entfernung ihr aufliegender Blutgerinnsel haben wir stets ohne Anästhesie unter geringer Morphiumdosis ausführen können.

Während wir, wie aus dem Gesagten hervorgeht, bei den Operationen am Schädeldach die Aufhebung der Sensibilität durch Infiltration der Weichteile zu erreichen suchen, tritt nun bei den Eingriffen im Gesicht die Leitungsanästhesie in den Vordergrund, die Leitungsunterbrechung der das

*) Erklärung der Zeichen:

O = Tiefeninjektion.

—↑— = Infiltration des Unterhautzellgewebes.

ganze Gesicht versorgenden Trigeminusäste, deren Verlauf und Funktion wir kurz rekapitulieren wollen.

Der Trigeminus kommt für die Anästhesie hauptsächlich in Betracht, soweit er ausserhalb der Schädelhöhle liegt. Es sind in neuerer Zeit von Härtel Versuche gemacht worden, durch Eingehen mit der Nadel in das Foramen ovale das Ganglion Gasseri selbst zu erreichen; ich werde auf dieses Verfahren weiter unten noch zurückkommen.

Der erste Ast teilt sich meist schon vor Eintritt in die Fissura orbitalis superior in 3 Zweige, nämlich den Nervus frontalis, lacrimalis und naso-ciliaris.

Der Nervus frontalis versorgt mit seinen beiden Endzweigen, dem Nervus supraorbitalis und Nervus supratrochlearis, Stirn und Vorderhaupt bis in die Gegend des Hinterhauptbeines und einen kleinen Teil der Haut am inneren Augenwinkel und am oberen Lid. Beide Zweige wären bei den genau zu bestimmenden Punkten der Leitungsunterbrechung zugänglich. Wir wenden aber, wie schon ausgeführt, zur Anästhesierung der von ihnen versorgten Gebiete lieber die Infiltrationsanästhesie an. Der Nervus nasociliaris versorgt Nasenhöhle und Augapfel mit sensiblen Fasern; er löst sich, nachdem er den M. rectus lateralis durchbohrt und den N. opticus gekreuzt hat, an der medialen Wand der Orbita in seine beiden Endäste, den Nervus infratrochlearis und den Nervus ethmoidalis anterior, auf; ersterer verlässt die Orbita unterhalb des Musc. obliquus superior und versorgt die Gegend des medialen Augenwinkels, die Konjunktiven und vor allem den Tränensack mit sensiblen Fasern; letzterer geht durch das Foramen ethmoidale anterius in die Schädelhöhle, welche er durch die Lamina cribrosa wieder verlässt. Er versorgt die Schleimhaut der Siebbeinmuschel, der Stirnhöhle und vorderen Siebbeinzellen, den oberen Teil der Nasenschleimhaut, einen kleinen Hautbezirk am Nasenrücken und die Nasenspitze und ist bei Ausführung der Leitungsunterbrechung am Foramen ethmoidale anterius bequem zu erreichen.

Von den vorher abgehenden Aesten sind wichtig der durch das Foramen ethmoidale post. gehende Nervus ethmoidalis post., der die hinteren Siebbeinzellen und Keilbeinhöhle mit sensiblen Fasern versorgt und die Radix longa, die dem in dem spitzen Winkel zwischen N. opticus und M. rectus lateralis gelegenen Ganglion ciliare sensible Fasern für den Bulbus zuführt, ebenso wie die Nervi ciliares longi, die dies auf direktem Wege tun. Zu anästhesieren ist das Gebiet der den Augapfel versorgenden Nerven durch Injektionen hinter den Bulbus innerhalb des Muskeltrichters.

Der zweite Ast des Trigeminus, N. maxillaris, teilt sich in den N. infraorbitalis, zygomaticus und die Nn. pterygopalatini, und zwar erfolgt diese Teilung bereits in der Fossa pterygo-palatina. Der N. infraorbitalis verläuft am Boden der Orbita, in die er durch die Fissura orbitalis inferior eintritt, verlässt die Augenhöhle durch den Canalis infraorbitalis und tritt unter die Haut durch das Foramen infraorbitale. Dieses liegt am oberen Rand der Fossa canina, welche bequem zu palpieren ist. Der Nerv versorgt das untere Augenlid, die Seitenfläche der Nase und die Oberlippe. Die Leitungsunterbrechung dieses Nerven am Foramen infraorbitale kann bei manchen Operationen im Gesicht, an der Vorderfläche des Oberkiefers z. B., die Wirkung der Infiltrationsanästhesie erhöhen.

Die Oberzähne, die Schleimhaut der Oberkieferhöhle, das Zahnfleisch, die Wangenschleimhaut und der vom Ramus nasalis in der Nähe der Tränengangsmündung versorgte Teil der Nasenschleimhaut bleiben natürlich empfindlich, da diese Aeste bereits während des Verlaufs in der Orbita abgehen. Kommt es auf diese Bezirke an, so wird man sich entschliessen müssen, den Nerven am Foramen rotundum aufzusuchen.

Der zweite Zweig, der N. zygomaticus, betritt ebenfalls die Orbita durch die untere Fissur, geht dann durch den Canalis zygomaticus, tritt schliesslich mit seinen beiden Endästen, dem N. zygomaticofacialis und zygomaticotemporalis, durch die gleichnamigen Kanäle zur Haut, um kleine Bezirke der Wangen und Schläfengegend zu versorgen.

Die dritte Portion des zweiten Trigeminusastes geht durch den Canalis pterygopalatinus zum Gaumen und teilt sich schon im Gaumen in drei Zweige: der N. palatinus anterior versorgt die Gaumenschleimhaut sowie die untere Nasenmuschel und die beiden unteren Nasengänge; der Nervus palatinus lateralis versorgt Tonsille nnd weichen Gaumen.

Bei grösseren Oberkieferoperationen, bei denen der Gaumen durchtrennt wird, werden diese Zweige durch Leitungsunterbrechung des Hauptstammes mit ausgeschaltet; bei Operationen am Gaumen allein empfiehlt sich die Infiltrationsanästhesie, die einmal einfacher auszuführen ist, dann aber zur Anämie in dem sonst stark blutenden Gewebe führt. Braun empfiehlt sie des letzten Vorteils halber auch bei den Kieferresektionen.

Der dritte Ast des Trigeminus nimmt eine Sonderstellung ein durch die starke Mitbeteiligung des motorischen Elementes. Schon vor dem Durchtritt durch das Foramen ovale erfolgt die Teilung in seine beiden Zweige, den oberen und unteren. Vom Ramus superior ist ausschliesslich der Nervus buccinatorius sensibel, der einen Teil der Wangenhaut und -schleimhaut versorgt. Der Ramus inferior ist sensibel bis auf den N. mylohyoideus für den M. mylohyoideus und den vorderen Biventerbauch. Er teilt sich in drei Zweige: den N. auriculotemporalis, den N. mandibularis und den N. lingualis. Der N. auriculotemporalis, der vor dem Ohr und dicht hinter der Arteria temporalis nach aufwärts zieht, versorgt mit seinen Endzweigen die Haut der Schläfe. Unterwegs gibt er Zweige ab zum Kiefergelenk, zum äusseren Gehörgang und zur Haut am vorderen Rande des Ohres und der Schläfe; sein Gebiet wird am besten durch Infiltrationsanästhesie ausgeschaltet. Der N. alveolaris inferior s. mandibularis verläuft vom Foramen ovale zunächst zwischen den beiden Mm. pterygoidei, dann mit der gleichnamigen Arterie und Vene zusammen zwischen dem Unterkiefer und Lig. sphenomandibulare zum Canalis mandibularis. Hier ist er kurz vor seinem Eintritt oberhalb der

Lingula leicht zu erreichen und der Leitungsanästhesie zugängig. Im Kanal versorgt er die Zähne des Unterkiefers mit sensiblen Nerven und als N. mentalis nach Austritt aus dem Foramen mentale die Haut des Kinnes und der Unterlippe.

Der dritte Endast, der N. lingualis, kommt mit den beiden anderen zur Schädelbasis heraus. Er verläuft zunächst mit dem N. mandibularis vorn und medial von demselben, ebenfalls zwischen den beiden Mm. pterygoidei nach vorn und unten. Er begibt sich dann zwischen dem M. pterygoideus int. und dem Vorderrand des aufsteigenden Unterkieferastes zum Seitenrand der Zungenwurzel, um die Zunge, sowie die Schleimhaut des Mundbodens und das Unterkieferzahnfleisch mit sensiblen Fasern zu versorgen. Der Nerv ist, wie sein

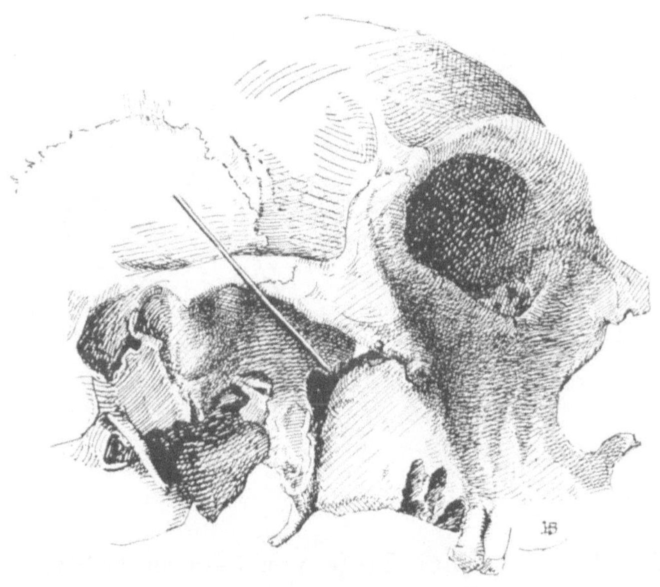

Abbildung 3.

Verlauf zeigt, der Leitungsunterbrechung zugängig, es lässt sich aber auch das von ihm versorgte Gebiet durch Infiltrationsanästhesie beeinflussen, zumal noch für den hinteren Teil der Zunge die Ausschaltung des Glossopharyngeus und Vagus hinzukommt.

Die Lokalanästhesie bei Operationen im Trigeminusgebiet ist von Braun in vorzüglicher Weise ausgebildet. Wir werden uns bei den nun folgenden Schilderungen der verschiedenen Injektionsmethoden an die Arbeiten Brauns halten müssen.

Die Zweige des ersten Trigeminusastes lassen sich am besten durch Injektion in den hinteren Teil der Orbita ausschalten. Die sichere Einführung der Nadel, die bis zu einer Tiefe von 4—5 cm erfolgt, ist nur möglich, wenn man ausserhalb der Bulbusmuskulatur den ebenen Flächen der Orbita folgt; es kommt also nur die laterale Wand und der obere Teil der medialen Wand der Orbita in Frage. Der laterale Einstichpunkt liegt dicht über dem äusseren, der mediale fingerbreit über dem inneren Augenwinkel. Durch die laterale Injektion werden der N. frontalis und lacrimalis, durch die mediale die Nn. ethmoidales unterbrochen. Wir injizieren an beiden Seiten mit langsamem Zurückziehen der Nadel 5 ccm der $^1/_2$ proz. Lösung; die auftretende Vortreibung des Bulbus pflegt rasch wieder zu schwinden.

Zur Unterbrechung des 2. Astes (Abb. 3) schiebt man am unteren fühlbaren Winkel des Jochbeinkörpers die Nadel nach innen und oben; sie stösst nach Durchbohrung des Masseter an die Hinterfläche des Oberkiefers, auf der sie weiter bis in die Fossa pterygopalatina geführt wird,

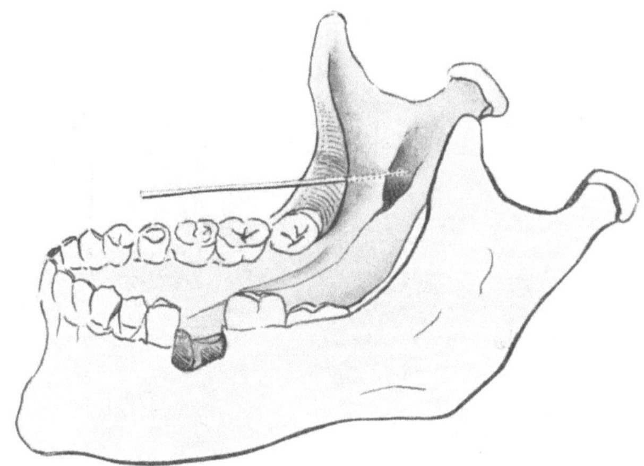

Abbildung 4.

in der sie den Nerv in einer Tiefe von 5—6 cm trifft. Hier werden dann 10 ccm der $^1/_2$ proz. Lösung deponiert.

Die Leitungsunterbrechung des 3. Astes, des N. mandibularis und lingualis (Abb. 4), wird am besten nach dem von Braun empfohlenen Verfahren vorgenommen. Man gelangt medialwärts an der leicht fühlbaren Linea obliqua, in welche der vordere scharfe Rand des aufsteigenden Unterkieferastes ausläuft, auf ein dreieckiges, leicht ausgehöhltes, auf der Innenseite von einer vorspringenden Knochenleiste begrenztes Knochenfeld, dessen Fläche nach vorn und innen gerichtet ist, das Braun als Trigonum retromolare bezeichnet hat. Es wird nun die Nadel, die gleich nach dem Durchstechen der Schleimhaut auf Knochen stossen muss, 1 cm oberhalb und lateral vom letzten Molaren auf die Mitte des Knochenfeldes eingeführt; erreicht man mit ihr die medialwärts gelegene Knochenleiste, so erfolgt die den Nervus lingualis in nächster Nähe treffende Injektion. Alsdann wird die zu der Kaufläche der Unterkieferzähne parallel liegende Nadel dicht auf der medialen Fläche des aufsteigenden Kieferastes 2—3 cm weit vorgeschoben; die nun folgende Injektion muss den Nervus mandibularis dicht oberhalb seines Eintrittes an der Lingula treffen. Die Ausführung dieser perineuralen Injektion ist einfach, die Anästhesie pflegt sich in den von beiden Nerven versorgten Teilen bald einzustellen.

Braun hat sehr recht, wenn er rät, sich bei Ausführung der Anästhesie an dem neben dem Kopf des Patienten gehaltenen Schädel zu orientieren; die Injektionen gelingen dann, wie wir aus eigener Erfahrung wissen, viel leichter.

Wir wollen nun die Technik der Operationsmethoden bei den einzelnen Operationen im Gesicht folgen lassen, indem wir uns auch hier wieder an die Braunschen Vorschriften halten.

Bei einfacher Aufmeisselung der Stirnhöhle ist die Ausschaltung des die Schleimhaut versorgenden N. ethmoidalis ant. notwendig. Sie gelingt leicht

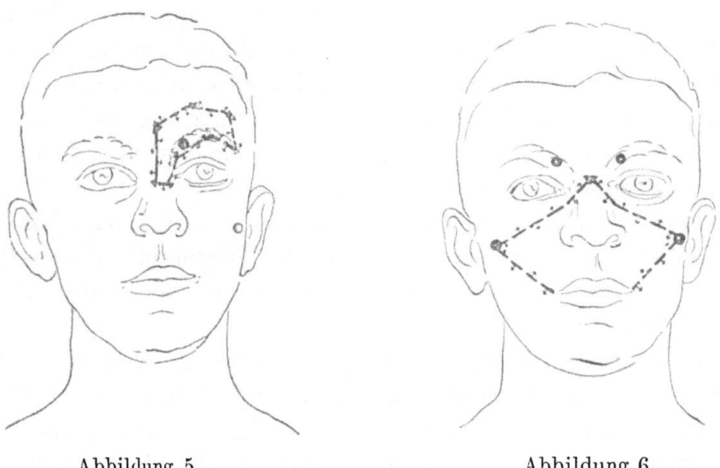

Abbildung 5. Abbildung 6.

durch die oben (S. 15) beschriebene Injektion am medialen Teil der Orbita (Abb. 5). Bei Ausführung der Killianschen Radikaloperation, die eine breite Kommunikation zwischen Stirnhöhle und Nase schafft, wird noch die vom Ramus nasalis des 2. Trigeminusastes versorgte Nasenschleimhaut in Mitleidenschaft gezogen. Braun hat früher versucht, die Unempfindlichkeit derselben durch Kokainisierung herbeizuführen, was nicht immer ganz gelungen ist; denn die Eröffnung der vom N. ethmoid. post. versorgten hinteren Siebbeinzellen verursachte nicht selten Schmerzen. Er rät deshalb zur Erreichung völliger Schmerzlosigkeit, den 2. Trigeminusast am Foramen rotundum zu unterbrechen. Die Injektion gestaltet sich danach folgendermassen: Zuerst Leitungsunterbrechung des 2. Trigeminusastes nach (S. 16) bekanntem Vorgehen in der Fossa pterygopalatina, Unterbrechung der Nn. ethmoidales durch Injektion am medialen Rand der Orbita, Umspritzung der Schnittlinie zur Ausschaltung der Zweige des Supraorbitalis und Supratrochlearis. Die beigefügte Abbildung zeigt die Umspritzungsfigur der einseitigen Radikaloperation des Stirnhöhlenempyems (Abb. 5).

Die Operationen am knorpligen Teil der Nase lassen sich unter einfacher Umspritzung ausführen. Eingriffe am knöchernen Teil dagegen erfordern die ev. doppelseitige Unterbrechung der Nn. ethmoidales und des Nervus maxillaris. Braun umspritzt dann noch zur Beeinflussung der Blutung die äussere Nase, wie Abbildung 6 zeigt. Dieses Anästhesierungsverfahren erscheint uns deshalb von besonderer Bedeutung, weil sich mit ihm ausser den Operationen an der knöchernen Nase auch Eingriffe an der Schädelbasis zur Entfernung maligner Tumoren mit temporärer Oberkieferresektion nach Kocher ausführen lassen.

Und wenn man bei diesen Eingriffen die Allgemeinmethode entbehren kann, so ist das ebenso vorteilhaft für Patienten und Operateur, als bei der Operation, die ich nun beschreiben will, der Oberkieferresektion, die, wie Peukert ganz richtig sagt, durch Einführung der Lokalanästhesie ihre Schrecken verloren hat. Die präliminare Tracheotomie ist nicht mehr nötig, die Kuhnsche Tubage durchaus entbehrlich, der fast wache Patient kann das herunterfliessende Blut kräftig aushusten, so dass wir Störungen der Atmung nicht zu befürchten haben. Auch die Pneumonien werden durch Einführung der Lokalanästhesie nach diesen Operationen seltener werden.

Die Injektion ist bei einiger Uebung unschwer ausführbar (Abb. 7). Ausgeschaltet werden müssen der 1. und 2. Ast des Trigeminus, der erstere durch die Orbitalinjektionen, der letztere durch Einspritzung am Foramen rotundum (vgl. S. 15 u. 16).

Braun unterlässt, wenn der Boden der Orbita erhalten werden kann, die laterale Injektion in die Orbita, in zweifelhaften Fällen ist es aber ratsam, sie gleich mit auszuführen, damit nicht bei notwendig werdender Entfernung des Orbitalbodens Schmerzen auftreten. Kommt die Enucleatio bulbi in Frage, so genügt nach Braun eine Injektion in die hintere Orbita (15 ccm) und hinter den Bulbus innerhalb des Muskeltrichters, um das Auge schmerzlos entfernen zu können. Die Infiltration des Gaumens, dessen sensible Nerven bereits ausgeschaltet sind, empfiehlt sich, wie schon gesagt, zur Beeinflussung der Blutung, die sonst ziemlich beträchtlich sein kann. Auch die äussere Umspritzung des Operationsfeldes soll neben der Ausschaltung der Innervation von der anderen Seite diesem Zweck dienen. Die Blutung bleibt unseren Erfahrungen nach trotz dieser auch von uns geübten Infiltration eine ziemlich beträchtliche, so dass wir sowohl bei der Kieferresektion als auch bei anderen grösseren Eingriffen im Gesicht und in der Mundhöhle die Unterbindung der Carotis externa (Abb. 7) beibehalten haben. Sie wird in Lokalanästhesie vollzogen, die Ausführung derselben ist einfach. Tiefe und oberflächliche Injektion am Sternocleidomastoideusrand führen fast immer zum Ziel. Wir haben noch eine solche vom hinteren Rand des Kopfnickers her hinzugefügt, weil durch diese die die Halshaut versorgenden Nerven in ihrer Leitung unterbrochen werden, und weil man mit der Spitze der Nadel näher an die Gefässe selbst herangehen kann. Die Unterbindung lässt sich meist einfach und rasch ausführen, so dass sie die Operationsdauer nicht wesentlich verlängert; schwere Nachblutung haben wir nicht gesehen.

Bei den Operationen, die sich auf den oberen Alveolarfortsatz beschränken, ist nach Brauns Ansicht die zentrale Nervenunterbrechung nicht notwendig, so bei Entfernung von Epuliden und bei Eröffnung der Kieferhöhle. Wenn man Uebung in der Injektionstechnik hat, lässt sich die Injektion in die Fossa pterygo-palatina ebenso rasch ausführen, wie jede andere die peripheren Teile treffende, und man hat mit ihr die Sicherheit des Erfolges.

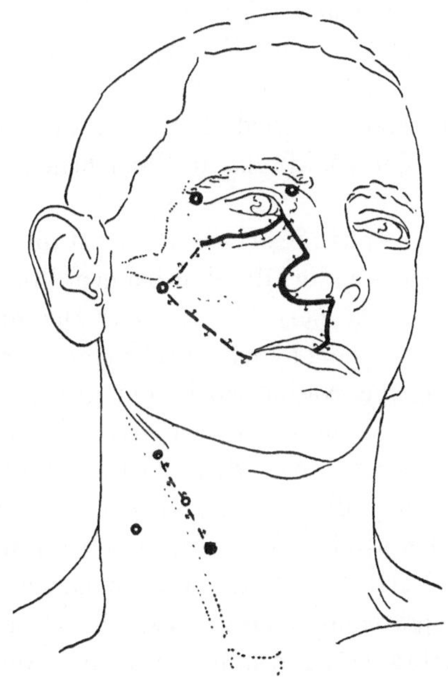

Abbildung 7.

In neuerer Zeit (Zentralbl. f. Chir., 1912, Nr. 21) hat, wie schon oben erwähnt, Härtel Mitteilungen über die intrakraniale Leitungsanästhesie des Ganglion Gasseri gemacht, das er durch Eingehen in das Foramen ovale zu erreichen sucht; nach dreimarkstückgrosser Quaddelbildung an der Wange, 2—3 cm hinter dem Mundwinkel, wird die Nadel unter Leitung des in den Mund geführten Fingers ohne Durchbohrung der Wangenschleimhaut um den M. buccinator herumgeführt, dann zwischen aufsteigendem Kieferast und Tuber maxillae nach oben geschoben bis zum Planum temporale, dessen Abtastung mit dem Finger in den meisten Fällen nicht möglich, aber auch nicht notwendig ist. Wenn nun die Nadel nach hinten geführt wird, so erreicht sie den dritten Ast, was sich durch ausstrahlende Schmerzen in den unteren Zähnen bemerkbar macht. Die Kanüle soll dabei so liegen, dass sie, von vorn betrachtet, nach der Pupille des gleichseitigen Auges, bei genau seitlicher Betrachtung nach dem Tuberculum articulare des Jochbogens zielt; in dieser Richtung wird die 5—6 cm tief gehende Nadel durch das Foramen ovale durchschnittlich 1,9 cm weit in die Schädelhöhle vorgeschoben, bis auch Schmerzen im Oberkiefer auftreten, und nun erfolgt langsam die Injektion. Die Anästhesie, zu der nur $^1/_2$—$1^1/_2$ ccm 2proz. Novokain-Suprarenin-Lösung nötig sind, tritt sofort nach der Injektion ein.

Wenn Härtel auch eine Vereinfachung der Technik in seinen Versuchen erblickt, so scheint es mir doch nicht ratsam für weitere Verbreitung derselben jetzt schon zu sprechen. Das Hineinbringen des Anästhetikums in die Schädelhöhle ist ein gewagtes Experiment, und die Nebenerscheinungen, die in Härtels Fällen aufgetreten sind — Ohnmacht, Erbrechen, tiefer Schlafzustand — geben doch sehr zu Bedenken Anlass. Zur Exstirpation des Ganglion Gasseri, die auch Krause unter Lokalanästhesie gelungen war, hat die Härtelsche Methode gute Dienste geleistet, es wird durch sie auch die Dura der Schädelbasis durch Ausschaltung der rückläufigen Rami meningei der Trigeminusäste unempfindlich.

Bei der Naht der Unterkieferfrakturen ist die Leitungsunterbrechung des N. mandibularis selten notwendig, da eine bei dem Bruch zustande kommende Schädigung des Nerven durch Zerreissung oder Quetschung seine Leitungsfähigkeit für einige Zeit aufhebt; wir infiltrieren nur die Umgebung der Frakturstelle. Eine gebogene Nadel wird vom unteren Rand her um den Unterkiefer herumgeführt und so von verschiedenen Punkten die Rückseite auf 2 bis 3 cm weit von der Frakturstelle infiltriert, hierauf folgen in gleicher Ausdehnung die den vorderen Teil des Kiefers treffenden Injektionen, denen die Umspritzung des Operationsgebietes und die Infiltration der Schnittlinie folgt. Wir kommen hier mit 50—60 ccm der $^1/_2$proz. Novokain-Suprarenin-Lösung aus, die Operation kann im Anschluss an die Injektion vorgenommen werden. Auch bei der medialen Kieferspaltung, bei der wir nur die kleinen vom N. mandibularis übrig bleibenden Nervenzweige auszuschalten haben, kommt man mit einfacher Umspritzung des Knochens und Infiltration der Weichteile aus. Wo die Beteiligung des Nervus mandibularis bei der Operation in Frage kommt, ist die zentrale Unterbrechung desselben notwendig; ausserdem ist es unbedingt erforderlich, den Beginn der Operation 10—15 Minuten hinauszuschieben, damit die nötige Einwirkung der Lösung auf den Nervenstamm erfolgen kann. Wie wichtig dies ist, zeigte uns erst kürzlich ein Eingriff bei einer 45jährigen, an Osteomyelitis des Unterkiefers erkrankten Frau, bei der zwei Sequester, von denen der eine vom Mund aus sichtbar war, entfernt werden sollten. Nach Einspritzung von 10 ccm $^1/_2$proz. Novokain-Suprarenin-Lösung in den Stamm des Nervus mandibularis folgte der Umspritzung der Vorder- und Rückseite des Unterkiefers die Infiltration der Schnittlinie und ihrer Umgebung. Da die Schnittlinie sich nach etwa 2—3 Minuten völlig gefühllos erwies, wurde die

Operation begonnen, der Unterkiefer frei gelegt, die die Sequester bergende Höhle mit dem Meissel erweitert und diese nun ohne die geringste Schmerzhaftigkeit entfernt. Die in der Höhle liegenden Granulationen sollten mit dem scharfen Löffel entfernt werden, dabei traten aber plötzlich heftige, in die Zähne ausstrahlende Schmerzen auf, die von der Berührung des noch nicht in seiner Leitung unterbrochenen Nerven herrührten. Die Ausräumung der Höhle erforderte einige Tropfen Aether, der Rest der Operation war wieder schmerzlos. Hier hätten sich durch eine geringe Wartezeit die Schmerzen vermeiden lassen.

Die Resektion einer Kieferhälfte oder eines Teiles derselben erfordert immer die Leitungsunterbrechung der Nn. mandibularis und lingualis nach bekanntem Vorgehen (s. S. 16). Wir fügen dieser zur Erreichung sicherer Anästhesie des Periosts und Knochens stets noch die Umspritzung des Unterkiefers im Bereich des Operationsfeldes hinzu, in der Weise, wie wir es bei der Mandibularnaht beschrieben haben, auch der Mundboden wird besonders infiltriert.

Die Schnittlinie, die am unteren Rand des Kiefers liegt, wird durch breite, nach unten gehende Infiltration unempfindlich gemacht, von ihr aus wird auch die Ausräumung der mentalen und submaxillaren Drüsen vorgenommen. Auf der anderen Seite kann diese nach Injektion längs des Kieferrandes erfolgen. Sind auch Drüsen am Kopfnickerrande nachweisbar, so können sie ebenfalls schmerzlos entfernt werden, da der Unterkieferresektion die Unterbindung der Carotis externa vorangegangen ist. Erfordert die schon weitgehende Erkrankung auch die Entfernung eines Teiles der anderen Kieferhälfte, so ist, wenn die Sägefläche jenseits des Foramen mentaleliegt, eine doppelseitige Leitungsunterbrechung notwendig; diese ist auch erforderlich zur Resektion grösserer Abschnitte des Unterkiefermittelstückes.

Die Resektion des Unterkiefergelenkes, das sich von aussen her deutlich durchtasten lässt, lässt sich nach Infiltration der Kapsel, des Periosts und der darüberliegenden Weichteile ohne grosse Schwierigkeiten ausführen.

Die Entfernung gut beweglicher, abgrenzbarer Geschwülste des Mundbodens ist nach einfacher Infiltration der Umgebung schmerzlos auszuführen. Handelt es sich um Cysten, eine Ranula z. B., so rät Braun zunächst zirkulär die Schleimhaut, wenn sie nicht zu sehr verdünnt ist, zu injizieren, dann die Cyste zu eröffnen und nun von innen her die Infiltration der Hinterwand vorzunehmen. Bei grösseren Eingriffen muss die doppelseitige Unterbrechung des Nervus lingualis erfolgen.

Bei der Operation der Gaumenspalte ist die Infiltration der Spaltränder und der Gaumenplatte das beste, da sie genügende Aufhebung der Sensibilität herbeiführt und eine Blutleere schafft, welche die Durchführung des Eingriffes wesentlich erleichtert.

Geschwüre und Geschwülste im vorderen Teil der Zunge lassen sich nach einfacher Infiltration ihrer Umgebung ohne wesentliche Blutung entfernen.

Eine radikale Operation mehr nach dem Zungengrund hin gelegener oder im Rachenraum sitzender Tumoren ist nur möglich, wenn ein breiter Zugang zum Operationsfeld geschaffen wird; wir erreichen einen solchen mit der temporären Durchtrennung des Unterkiefers in der Mitte oder im Bereich des ersten Molarzahnes; die spätere Vereinigung des Kiefers stösst auf keinerlei Schwierigkeiten. Auch die Ausführung dieser eingreifenden Operationen gelingt unter Lokalanästhesie. Wir haben sie zur operativen Entfernung eines am Zungenrand nahe der Epiglottis sitzenden Karzinoms nach der v. Langenbeckschen Methode folgendermassen ausgeführt:

Leitungsunterbrechung des Nervus mandibularis und lingualis an bekannter Stelle (s. S. 16), Umspritzung des Unterkiefers (Abb. 8) an der Durch-

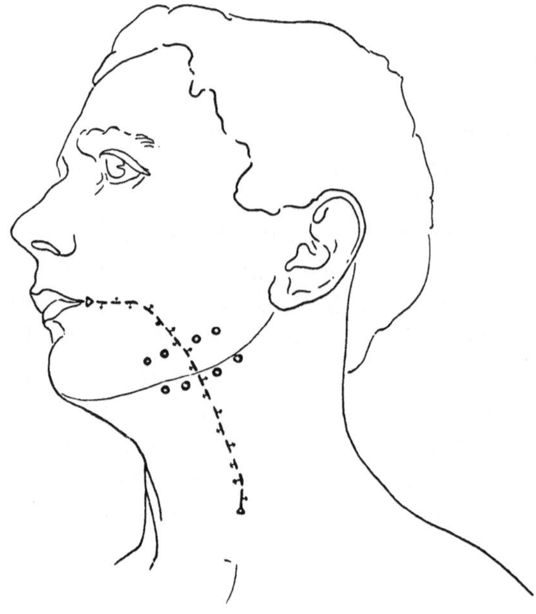

Abbildung 8.

trennungsstelle, Infiltration der äusseren Weichteile im Verlauf des hakenförmigen Schnittes nach v. Langenbeck, diese reicht bis an das untere Drittel des Kopfnickers herunter zur Unterbindung der Carotis externa. Nun erfolgt die Infiltration des vom Glossopharyngeus und Vagus versorgten hinteren Zungenabschnittes in der Weise, dass man bei stark vorgezogener Zunge die Nadel von vorn oben nach hinten unten führt und durch mehrfaches Einstechen den ganzen Zungengrund infiltriert. Eine Injektion von aussen, von der Zungenbeingegend her, zur Infiltration des Zungengrundes, haben wir nicht nötig gehabt.

Bei der Operation eines von der Gaumentonsille ausgehenden Karzinoms haben wir die Lokalanästhesie für die Voroperation in gleicher Weise ausgeführt, die Anästhesierung der Tumorgegend dagegen so, dass wir die Nadel von aussen am hinteren Rand des Kopfnickers einstachen, sie unter Leitung des in den Mund geführten Fingers bis dicht unter die Tonsille vorführten und nun die Umgebung der erkrankten Mandel infiltrierten. Zur Erleichterung der Manipulationen im Munde empfiehlt sich vorhergehende Kokainisierung des Rachens. Die Menge der Lösung beträgt ca. 150 ccm. Die Lokalanästhesie erleichtert diese Operationen in wunderbarer Weise, sie bringt auch hier die Vorteile mit sich, die wir schon bei der Oberkiefer-

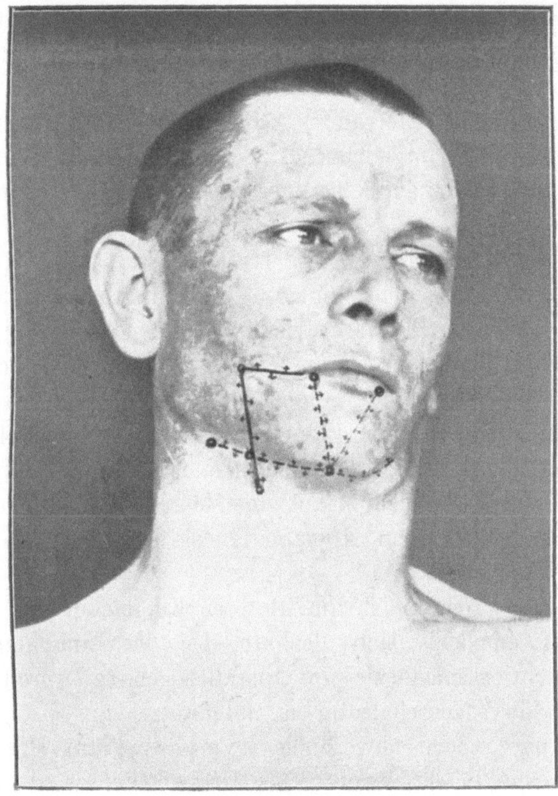

Abbildung 9.

resektion gewürdigt haben. Die Blutung ist durch Suprarenineinwirkung und Unterbindung der Carotis externa eine sehr geringe. Ein Hauptvorteil liegt vor allem darin, dass man die früher angewandte nicht ungefährliche Halbnarkose vermeiden kann und nicht immer durch die vorgehaltene Maske und die Hände des Narkotiseurs bei der Arbeit gestört wird. Die Patienten sind auch nach den unter Lokalanästhesie vorgenommenen grossen Eingriffen frischer, sie sind ganz wach und können auch nach der Operation in den Rachen herunterfliessendes Blut kräftig aushusten. Die Gefahr einer nachfolgenden Pneumonie wird dadurch wesentlich herabgesetzt.

Sehr einfach gestaltet sich die Ausführung der Lokalanästhesie bei der Operation des Unterlippenkarzinoms (Abb. 9). Bei kleineren Tumoren genügt eine Umspritzung des zu entfernenden Stückes in Form eines Dreiecks, dessen Spitze am Kinn, dessen Basis an der Lippe gelegen ist. Dass die Infiltration auf beiden Seiten weit genug vom Tumor entfernt bleiben muss, braucht wohl nicht besonders hervorgehoben werden. In der Kinnpartie geht die Infiltration bis auf den Knochen. Ist eine Plastik, die wir gewöhnlich nach v. Dieffenbach ausführen, notwendig, so genügt einfache Infiltration der Schnittlinie, von der aus auch die Ausräumung der Drüsen erfolgen kann; eine besondere Infiltration des am Foramen mentale, das in der Höhe des 2. Prämolaren liegt, austretenden Nervus mandibularis wird ihre Wirksamkeit erhöhen. Bei kleineren Eingriffen ermöglicht eine vom Kinn nach beiden Seiten gehende, 1 cm unterhalb des Unterkieferrandes, vorgenommene Infiltration die doppelseitige Ausräumung der Lymphdrüsen. Sehr ausgedehnte Defekte erfordern zur Ausführung der Plastik doppelseitige Umspritzung des Operationsgebietes.

Die sensible Versorgung der Haut des Halses im oberen Teil geht aus von dem N. auricularis magnus, am mittleren und vorderen Teil dagegen von dem aus dem Plexus cervicalis stammenden N. cutaneus colli, der sich schon kurz nach seinem Abgang in zwei Zweige, einen oberen, den N. subcutaneus colli medius, und einen unteren, den N. subcutaneus colli inferior, teilt; beide gehen um den hinteren Rand des Sternocleidomastoideus, einfingerbreit unter seiner Mitte, herum, liegen unter dem Platysma und treten nach Durchbohrung desselben zur Haut des Halses. Der N. subcutaneus colli medius anastomosiert mit dem N. subcutaneus colli superior vom Facialis (Abb. 10).

Der Austritt der Nerven ist am hinteren Kopfnickerrand ziemlich genau zu bestimmen, es empfiehlt sich deshalb, bei den Eingriffen am Hals die Wirkung der Infiltrationsanästhesie im Operationsgebiete durch die leicht zu bewerkstelligende Nervenausschaltung zu unterstützen.

Gut abgrenzbare, leicht bewegliche Lymphome am Hals sind sehr gut unter Lokalanästhesie zu entfernen. Das Drüsenpaket wird von den Seiten und von seiner Unterlage her umspritzt in der Weise, wie wir es bei den gutartigen Tumoren kurz erwähnt haben. Die Infiltrationsanästhesie hat uns hier nie im Stich gelassen. Wir haben aber auch mit den Gefässen verwachsene, gutartige und metastatische Drüsengeschwülste mehrfach mit Resektion der Vena jugularis exstirpieren können; wir glauben dies dadurch erreicht zu haben, dass wir der seitlichen Infiltration des Drüsenpakets noch Injektionen vom hinteren Kopfnickerrande hinzufügten. Wir können von hier aus näher an die Gefässe und somit auch an die Unterlage der Geschwulst herankommen. Die Nadel muss in diesen Fällen immer ohne Spritze eingeführt werden, damit ein Anstechen der Gefässe sofort zu erkennen ist. Die Menge der Lösung richtet sich nach der Grösse und Menge der Drüsengeschwülste.

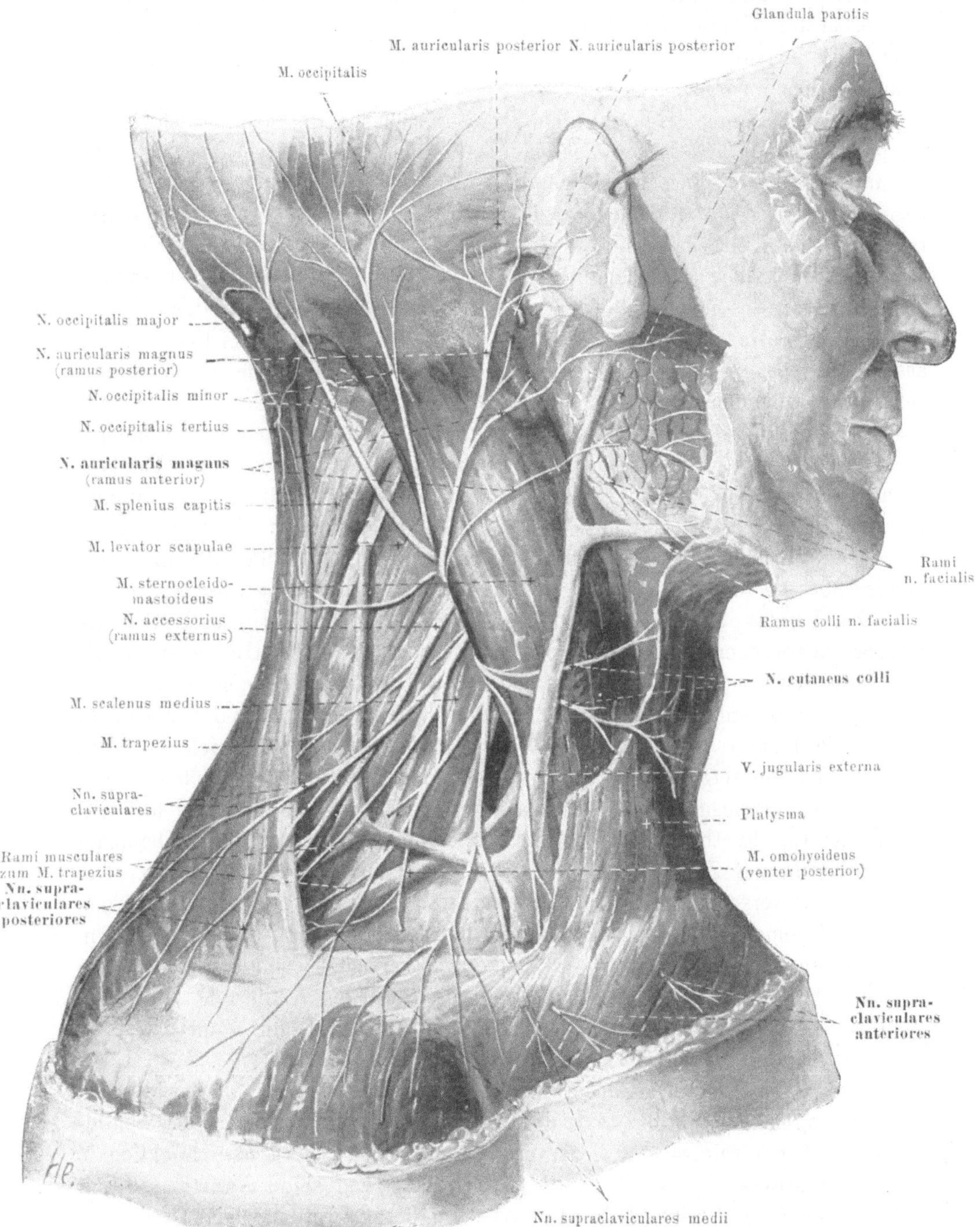

Abbildung 10.

Zur Operation des Caput obstipum, d. h. der offenen Durchtrennung des verkürzten Kopfnickers, haben wir bei verständigen Kindern die Narkose nicht mehr in Anwendung gebracht, sondern den Eingriff in leicht ausführbarer Lokalanästhesie vorgenommen.

Durch Drehung des Kopfes nach der gesunden Seite spannt sich der in Frage kommende Teil des Sternocleidomastoideus stark an, so dass er leicht zu umgreifen ist. Eine leicht gebogene Nadel wird um den bindegewebig degenerierten Teil des Kopfnickers zur Infiltration der Rückseite herumgeführt; hält man sich dicht am Muskel, so ist eine Verletzung der dahinter gelegenen Vene nicht möglich. Danach folgt eine Injektion in den Muskel selbst, sodann die Infiltration des über ihm liegenden Platysma und Unterhautzellgewebes.

Die Tracheotomie führen wir unter Lokalanästhesie nur bei Erwachsenen aus, bei Kindern ziehen wir die durch einige Tropfen Chloroform rasch herbeizuführende Allgemeinbetäubung vor. Wir infiltrieren bei der Tracheotomie nur das über der Luftröhre liegende Gewebe, diese Infiltration reicht zur schmerzlosen Durchführung vollkommen aus, sie beeinträchtigt, wenn man nicht eine zu grosse Menge der Lösung injiziert, die Uebersichtlichkeit des Operationsfeldes nicht. Braun befürchtet dies und hält infolgedessen die Umspritzung des Operationsfeldes in der Richtung des Hackenbruchschen Rhombus für besser; 30—40 ccm der Lösung reichen für die Tracheotomie aus.

Zur Exstirpation des Kehlkopfs, bei der wir die Glucksche Schnittführung bevorzugen, und zur Ausführung der Laryngotomie unter Lokalanästhesie, ist die Unterbrechung der den Kehlkopf versorgenden Nerven, des Laryngeus sup. und inf. notwendig; den letzteren schliessen wir mit ein, da er sensible Fasern enthalten kann. Der Laryngeus sup. teilt sich in einen inneren und äusseren Ast, der innere Ast, der durch eine sensible Zweige führende Anastomose mit dem N. laryngeus inf. in Verbindung steht, tritt durch das Lig. hyothyreoideum in den Kehlkopf ein, versorgt die Schleimhaut desselben von der Zungenwurzel bis zur Trachea mit sensiblen Zweigen. Der äussere Ast versorgt den M. cricothyreoideus. Der Laryngeus inf., der vom Vagus vor seinem Eintritt in die Brusthöhle entspringt und links unter dem Aortenbogen, rechts unter der Art. subclavia hergeht, kommt in der Rinne zwischen Trachea und Oesophagus zur Hinterfläche des Kehlkopfs, löst sich in Höhe der Schild-Ringknorpelgrenze in seine Aeste auf, die sämtliche Kehlkopfmuskeln mit Ausnahme des Cricothyreoideus versorgen.

Vor Beginn der Lokalanästhesie bestimmen wir uns bei leicht nach hinten gebogenem Kopfe die Lage des Zungenbeins und die Inzisur des Schildknorpels. 2 cm seitlich von dieser erfolgt auf beiden Seiten eine Injektion in das Lig. hyothyreoideum, die den Laryngeus sup. und seine Anastomose mit dem Laryngeus inf. trifft (Abb. 11). Alsdann führen wir eine leicht gebogene Nadel von verschiedenen Punkten aus (Abb. 12) um den Schildknorpel herum, gelangen auf diese Weise leicht an die Hinterfläche des Kehlkopfes und ziehen nun unter fortwährendem Einspritzen die Nadel bis ins Unterhautzellgewebe zurück. Diese Injektion erfolgt selbstverständlich doppelseitig. In gleicher Weise umstechen wir nun den unteren Teil des Kehlkopfes und die Trachea so weit, als wir mit der Resektion gehen wollen. Es folgt dann In-

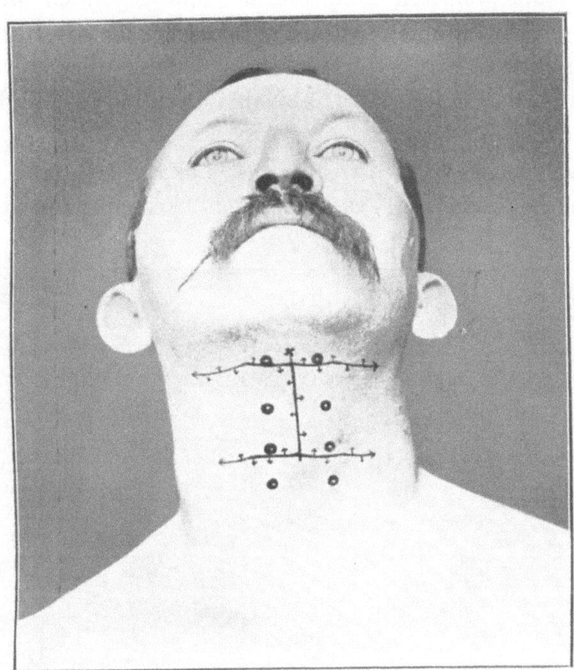

Abbildung 11.

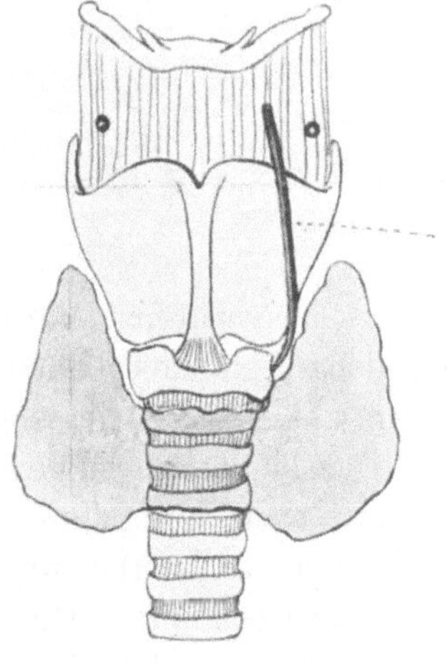

Die um den Ringknorpel herum auf die Hinterfläche geführte Injektionsnadel.

Abbildung 12.

filtration der mittleren und seitlichen Schnittlinie, von denen aus, wenn nötig, auch die Ausräumung von Drüsen erfolgen kann. Die Menge der Lösung beträgt etwa 150 ccm. Bei der Laryngotomie werden wir zur Anästhesierung des Kehlkopfes in gleicher Weise vorgehen, aber uns mit einem einfachen Schnitt in der Mittellinie begnügen.

Die ganz einfach ausführbare Injektion führt zu einer vollkommenen Anästhesie des Kehlkopfinneren und der auf ihm liegenden Muskulatur. Die Lokalanästhesie erleichtert die Durchführung der Operation ganz wesentlich. Die bei der Allgemeinnarkose so häufig auftretenden, die Operation störenden Hustenanfälle fallen ganz weg. Die Naht der Pharynxwand gelingt ohne Schmerzen.

Zur Operation der Struma hat die Lokalanästhesie wohl die verbreitetste Anwendung gefunden, es gibt wohl keinen Operateur mehr, der

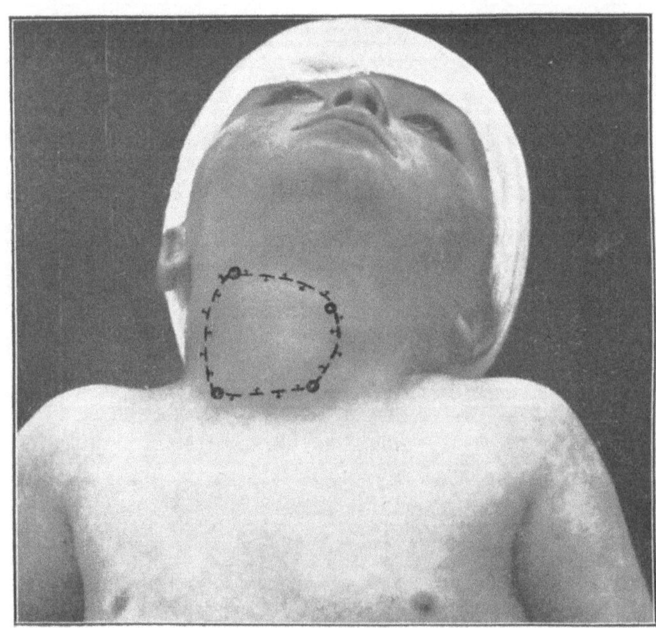

Abbildung 13.

noch unter Allgemeinnarkose die Strumektomie ausführt, vorausgesetzt, dass nicht Kontraindikationen für die Anwendung der Lokalanästhesie bestehen. Die Strumaoperation gestaltet sich unter Lokalanästhesie sehr einfach, die Blutung, die man bei Anwendung der Allgemeinnarkose in gewissen Fällen so fürchtete, ist durch die Suprareninwirkung auch bei stark vaskularisierten Kröpfen gering, die Anämie erleichtert den Ueberblick über das Operationsfeld, und damit die Herauspräparierung des N. laryngeus inf. Die bei der Struma in Anwendung kommende Injektionstechnik unterscheidet sich nur wenig von der Anästhesierungsmethode, die wir bei der Entfernung umschriebener, gut beweglicher Geschwülste anwenden, d. h. wir umspritzen sie in ganzer Ausdehnung und infiltrieren, soweit als möglich, auch ihre Unterlage (Abb. 13). Von zwei oben und unten an der lateralen Grenze der Struma gelegenen

Punkten beginnt die Infiltration längs des vorderen Kopfnickerrandes und zwar zunächst in der Tiefe, dann im Unterhautzellgewebe. Eine Verletzung der grossen Halsgefässe ist dabei nicht zu befürchten, da sie meist nach hinten verdrängt sind, was sich ja durch Palpation leicht feststellen lässt. Durch die Infiltration werden auch die geraden Halsmuskeln, Mm. sternohyoideus, sternothyreoideus und omohyoideus und das Platysma, betroffen. Nun folgt von einem in Höhe des Ringknorpels und einem zweiten im Jugulum gelegenen Punkte aus die Infiltration des Isthmus bis auf die Vorderwand der

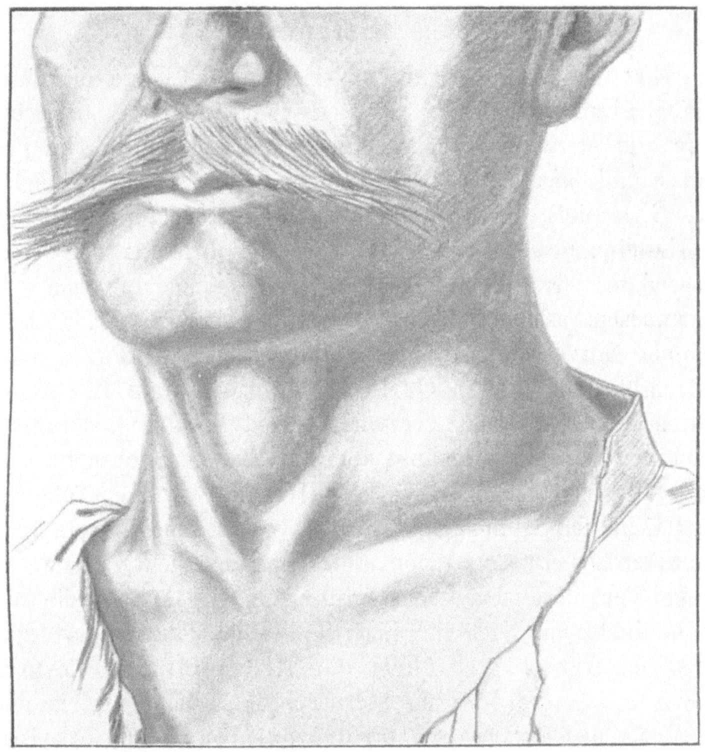

Abbildung 14.

Trachea. Die Verbindung der letztgenannten Punkte und der am Sternocleidomastoideus gelegenen macht die Umspritzung der Struma vollständig. Bei leicht verschieblichen Kröpfen ist oft die Infiltrierung ihrer Unterlage möglich, aber nicht durchaus notwendig. Die Infiltration der Schnittlinie beschliesst die Injektion. Gerade bei dieser Operation ist besondere Sorgfalt auf die Blutstillung zu verwenden. Die Einlegung eines Gazestreifens oder Drainrohrs ist in jedem Falle zu empfehlen, sowohl zur Ableitung des etwa noch nachsickernden Blutes als auch zur möglichst raschen Herausbeförderung des aus der Schnittlinie ausfliessenden Schilddrüsensaftes. Nur wenn es sich um Resektion beider Schilddrüsenhälften handelt, ist doppelseitige Infiltration des die

Struma umgebenden Gewebes notwendig. Die Menge der Lösung beträgt bei einseitiger Resektion etwa 100—120 ccm.

Die Lokalanästhesie bei Operationen am Oesophagus haben wir bisher nur einmal auszuführen Gelegenheit gehabt zur Exstirpation eines pharyngoösophagealen Pulsionsdivertikels (Abb. 14). Die Umspritzung des Sackes, der nach mehrmaligem Schlucken deutlich auf der linken Halsseite hervortrat, gelang am hinteren Kopfnickerrand ohne Schwierigkeiten; die Operation, die durch die Anämie des Gewebes erleichtert wurde, verlief völlig schmerzlos.

Obere Extremität.

Braun hat schon früher auf experimentellem Wege durch perineurale Injektion die Leitungsunterbrechung der Armnerven an leicht zugänglichen Stellen zu erreichen gesucht. Es gelang ihm, durch Umspritzung der Nn. medianus und ulnaris oberhalb des Handgelenks und Ausschaltung der Hautäste des N. radialis, durch Infiltration des Unterhautzellgewebes Anästhesie der ganzen Hand zu erzielen; er ist trotz des Erfolges der Ansicht, dass die „Unterbrechung der beiden grossen Nervenstämme erst nach Uebung zu einer einigermassen sicheren Methode werden könne". Die Beeinflussung höher gelegener Nervenstämme hält er ihrer schweren Zugänglichkeit wegen für nicht durchführbar, die von Crile geübte endoneurale Injektion, die eine Freilegung des Nerven erfordert, verwirft er mit Recht als zu umständlich.

Die letzten Jahre haben uns aber doch weiter gebracht. Die Unterbrechung des Plexus brachialis, die von Hirschel in der Achselhöhle, von Kulenkampff in der Supraclaviculargrube vorgenommen wird, hat die Ausführung auch grösserer Operationen am Arm ermöglicht. Aber auch diese Methoden bedürfen noch der Verbesserung, da die Anästhesie nicht selten unvollkommen bleibt und auch ihr Eintritt ziemlich langsam erfolgt.

Wir haben, wie schon erwähnt, die Nervenleitung immer in der Nähe des Operationsfeldes zu unterbrechen gesucht, und haben bei den Operationen an den Extremitäten die perineurale Injektion mit der Infiltration des Extremitätenquerschnittes und des Unterhautzellgewebes zusammen ausgeführt. Wir sind dadurch zu Injektionsmethoden gekommen, die uns die Ausführung aller in Betracht kommenden Operationen am Arm ermöglichen, die uns auch bei den schwersten Eingriffen nicht im Stich gelassen haben und bei denen man auf den Eintritt der Anästhesie bei den meisten Operationen nicht zu lange zu warten braucht. Resektionen am Schulter-, Ellbogen- und Handgelenk haben wir unter Lokalanästhesie ausgeführt, ferner die Naht von Frakturen des Oberarmes und der Unterarmknochen, die Entfernung von Mittelhandknochen und andere Operationen mehr; auch zu Amputationen reicht sie vollkommen aus. Der Beginn der Operation muss sich, wie ich gleich vorausschicken möchte, nach der Art der Operation richten. Wollen wir ein Ellbogengelenk resezieren, so fangen wir mit der

Operation an, wenn die Anästhesie das Operationsgebiet überschritten hat; wie weit sie heruntergeht, kümmert uns nicht. Die grossen Nervenstämme werden ja durch die Operation wenig behelligt.

Bei einer Amputation des Vorderarms dagegen müssen wir, wenn wir völlig schmerzlos operieren wollen, mit dem Beginn der Operation so lange warten, bis der ganze periphere Abschnitt gefühllos geworden ist, erst dann können wir mit Sicherheit auf völlige Leitungsunterbrechung der grösseren Nervenstämme, die durchschnitten werden müssen, rechnen. Beginnen wir früher, so wird die Durchschneidung der zentralen Nerventeile Schmerzen auslösen. Unsere Injektionsmethode hat aber neben der Sicherheit ihres Erfolges und der Beschleunigung des Eintritts der Anästhesie den Vorteil, dass sie das Operationsfeld gut anämisch macht; hier tritt die Suprareninwirkung deutlich hervor, wir können deshalb auch bei allen Operationen das Anlegen des Schlauches entbehren — bei den Amputationen kommen wir mit digitaler Kompression vollkommen aus — vermeiden infolgedessen die Schlauchlähmung und ersparen den Kranken, denen der liegende Schlauch unangenehm ist, Schmerzen. Ferner ist auch die Methode für den einigermassen mit der Anatomie Vertrauten so einfach durchzuführen, dass zur Erzielung eines Erfolges keine lange Uebung nötig ist; das einzigste vielleicht, was man durch Uebung lernen muss, ist die richtige Verteilung und sparsame Anwendung der Novokain-Suprarenin-Lösung. Ich will die Mengen der Lösung, die wir bei den einzelnen Operationen gebrauchen, angeben, auch ihre Verteilung kurz beschreiben. Der Anfänger tut gut, nicht zu geringe Mengen der Lösung zu verwenden.

Eine kurze Schilderung des Verlaufs und der Funktion der Armnerven soll der Beschreibung der einzelnen Injektionsmethoden vorausgehen.

Für die Versorgung der oberen Extremität kommt nicht nur der Plexus brachialis mit seinen langen und kurzen Aesten in Betracht, sondern auch noch die Nn. supraclaviculares aus dem 3.—4. Cervicalnerven. Sie verlaufen unter dem Platysma, durchbrechen dasselbe oberhalb der Clavicula und versorgen die Haut der untersten Halsregionen, die der obersten Brust- und vorderen Schultergegend bis über das Acromion hinaus zum Ansatz des M. deltoideus (s. Abb. 10). Ihre Ausschaltung ist bei Operationen in der Nähe des Schultergelenkes notwendig.

Der Hauptanteil der sensiblen Versorgung für die obere Extremität fällt natürlich auf den Plexus brachialis. Er entspringt aus den 4 untersten Cervical- und dem grössten Teil des 1. Brustnerven, erscheint zwischen M. scalenus ant. und med. in der Fossa supraclavicularis — teils hinter, teils über der Art. subclavia — und gruppiert sich bald in 3 Strängen um die Arterie, hinter ihr, vorn-medial unter und vorn-lateral über ihr. Vor dieser Dreiteilung gehen die kurzen Aeste des Plexus ab, während sich die drei Stränge weiter unterhalb in die langen Aeste spalten. Will man die Nerven der Extremitäten mit Hinsicht auf die Ausführung der Lokalanästhesie betrachten, so tut man gut, auch die motorischen Nerven zu berücksichtigen, da sie ja teilweise die Versorgung der tiefen Teile mit sensiblen Fasern übernehmen.

Die kurzen Aeste des Plexus sind, soweit sie für die obere Extremität in Betracht kommen: der N. thoracalis posterior zu den Mm. rhomboidei und

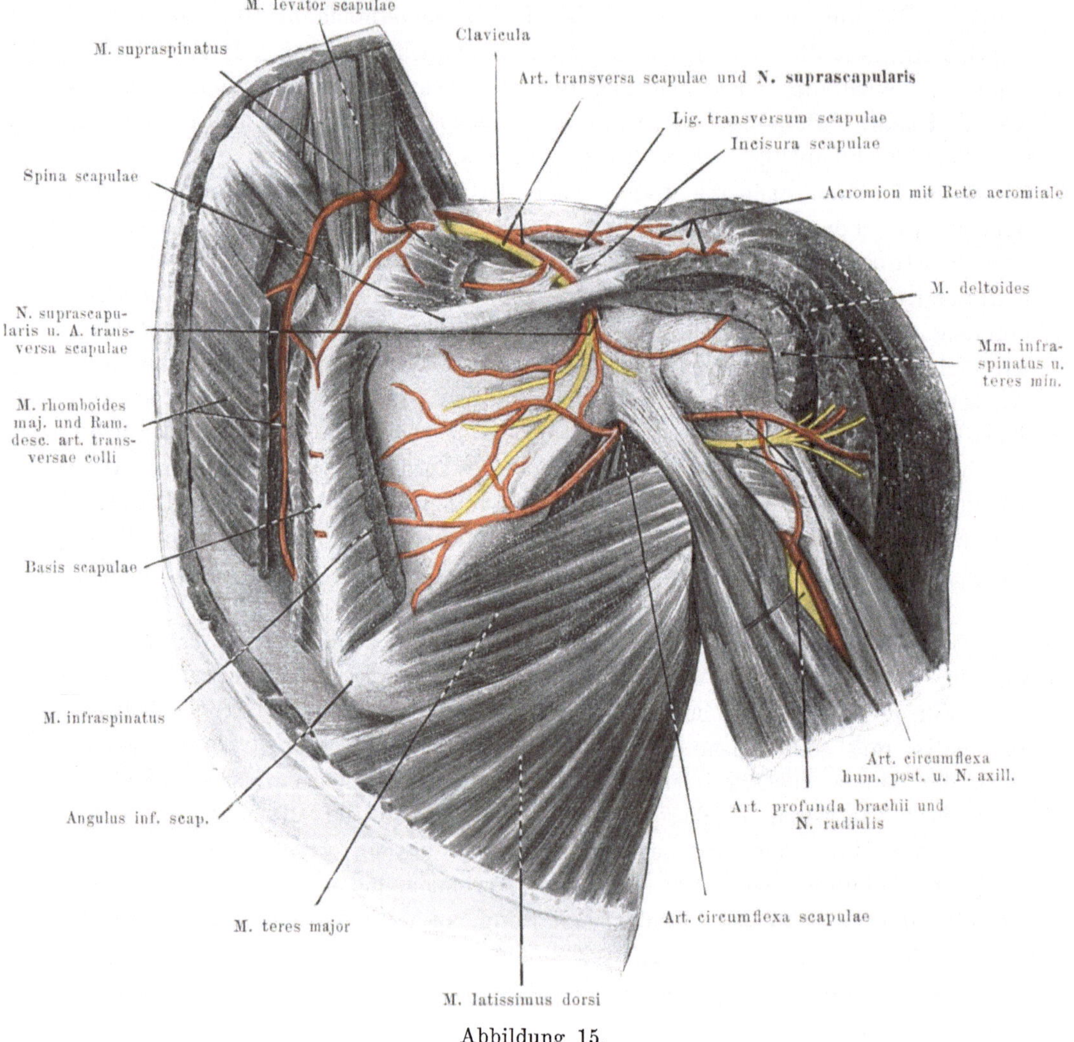

Abbildung 15.

zum Levator scapulae, die Nn. thoracales lat. zum M. serratus anterior; Nn. thoracales ant. zur Pectoralgruppe; der N. suprascapularis zum M. supra- und infraspinatus (Abb. 15). Dieser Nerv ist besonders wichtig, weil er von hinten her sensible Zweige dem Schultergelenk zuführt. Er verläuft mit dem M. omohyoideus zum Schulterblatt und tritt unter dem Lig. transversum hindurch zur Rückseite des Schulterblattes, an dieser Stelle ist er für die

Leitungsunterbrechung bequem auffindbar, es genügt aber die einfache Infiltration zur Anästhesierung der von ihm versorgten Kapselteile. Die Versorgung der Kapseln der Armgelenke zeigen am besten die nach den Hasseschen Tafeln angefertigten Abbildungen (Abb. 16). Die Nn. subscapulares verlaufen nach abwärts zu den Mm. subscapularis, latissimus und teres major. Die Versorgung des Latissimus übernimmt der N. marginalis scapulae, der am lateralen Rande des Schulterblattes abwärts läuft.

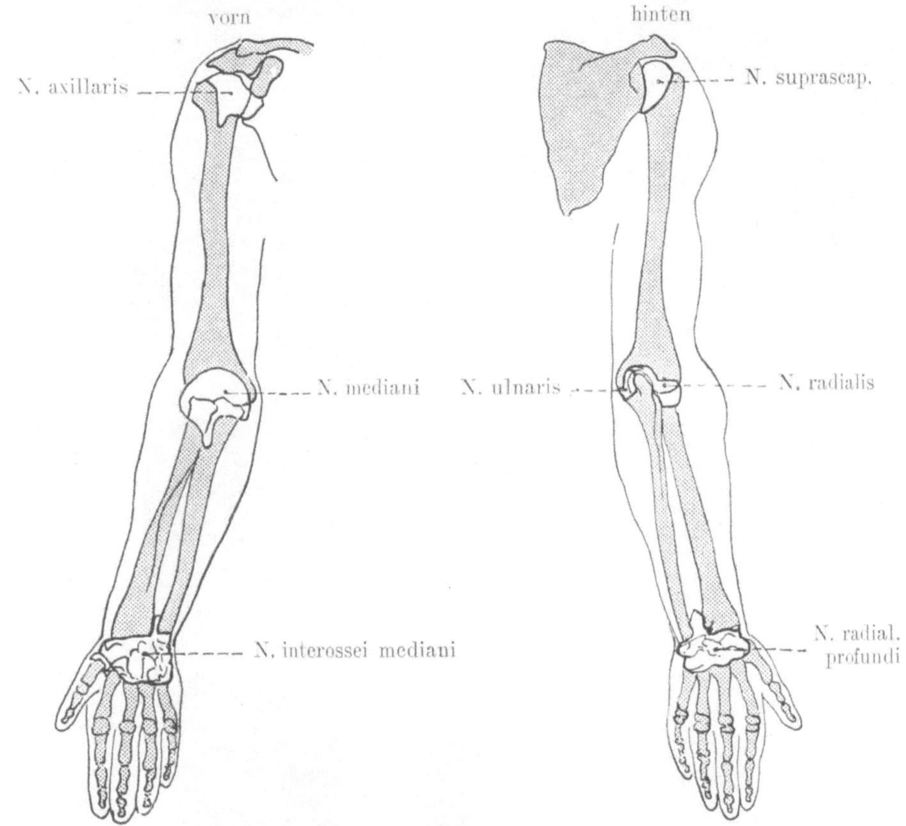

Abbildung 16.

Der N. axillaris, wichtig für alle Operationen am Schultergelenk, entspringt am Hinterstamme des Plexus; er verläuft zwischen den Mm. subscapularis und latissimus und teres major, gedeckt vom langen Tricepskopf, schliesslich unter dem M. deltoideus nach hinten und oben um den Schulterkopf, versorgt die Vorderseite der Kapsel mit sensiblen Fasern, ebenso die laterale hintere Seite des Oberarms als N. cutaneus brachii lateralis und den M. deltoideus und teres minor mit motorischen Fasern (Abb. 17).

Die beiden reinen Hautnerven der langen Plexuszweige — der N. cutaneus brachii medialis und der N. cutaneus antebrachii medialis — entspringen dem vorderen medialen Strange des beschriebenen Geflechtes.

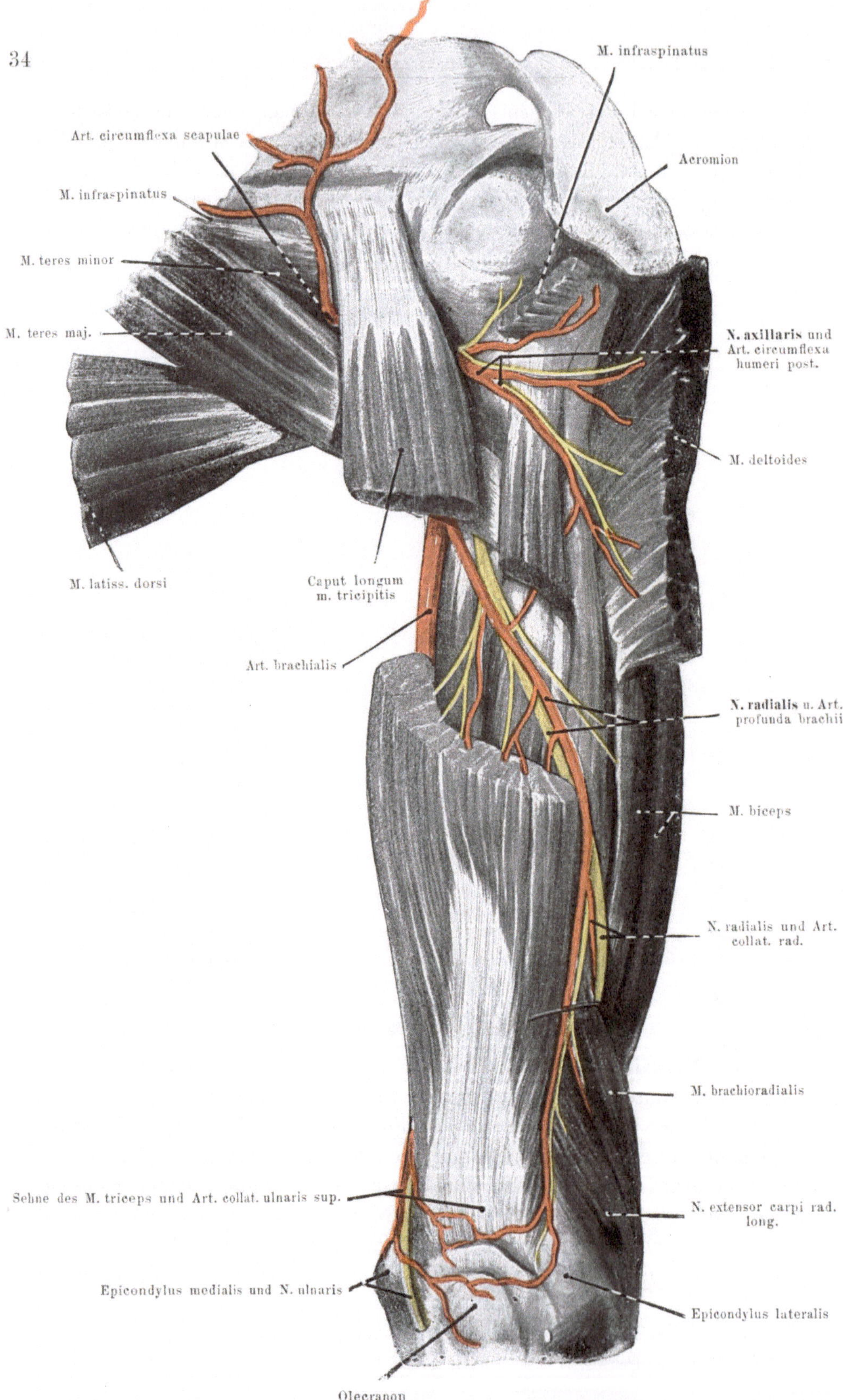

Abbildung 17.

Der Cutaneus brachii med. pflegt sich mit einem Ast eines Interkostalnerven zum Intercostobrachialis zu vereinigen, der von der Beugeseite des Oberarms bis zur Ellenbeuge als Hautnerv reicht.

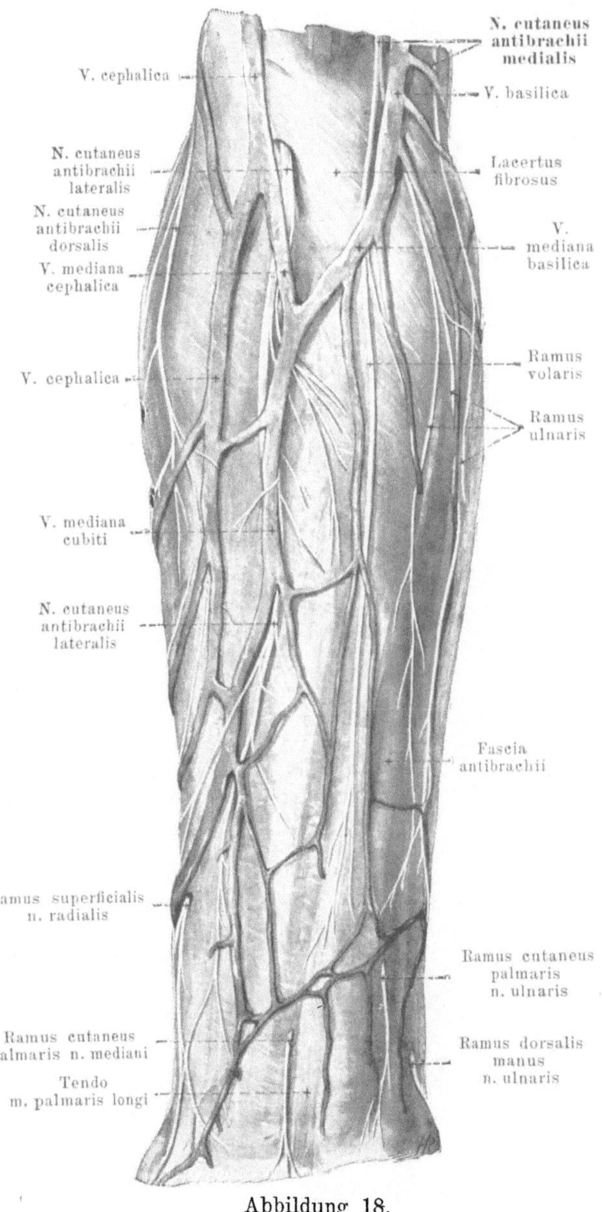

Abbildung 18.

Der N. cutaneus antebrachii medialis verläuft zunächst (an der vorderen medialen Seite) der grossen Gefässe unter der Faszie, die er zusammen mit der Vena basilica durchbohrt, um mit einem vorderen und einem hinteren Ast die Ulnarseite des Vorderarms zu versorgen (Abb. 18).

Der N. musculo-cutaneus entspringt dem vorderen lateralen Strange, durchbohrt den M. coracobrachialis, versorgt sämtliche Beuger des Oberarms und tritt schliesslich als N. antebrachii lateralis zur Haut der Radialseite des Unterarms (Abb. 19).

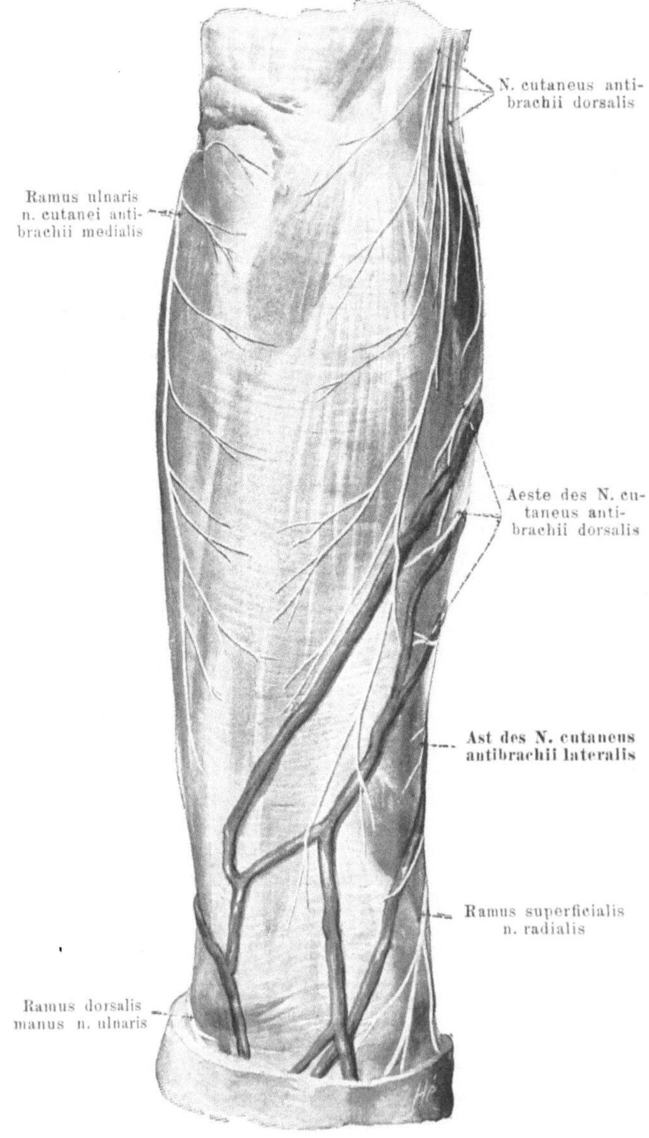

Abbildung 19.

Der N. medianus entspringt den beiden vorderen Strängen des Plexus, indem er auf der Arterie reitet. Dann verläuft er — zunächst vor, unten medial von der Arterie — mit derselben nach unten so, dass er in der Ellenbeuge unter dem Lacertus fibrosus gelegen ist. Hier entsendet er sensible

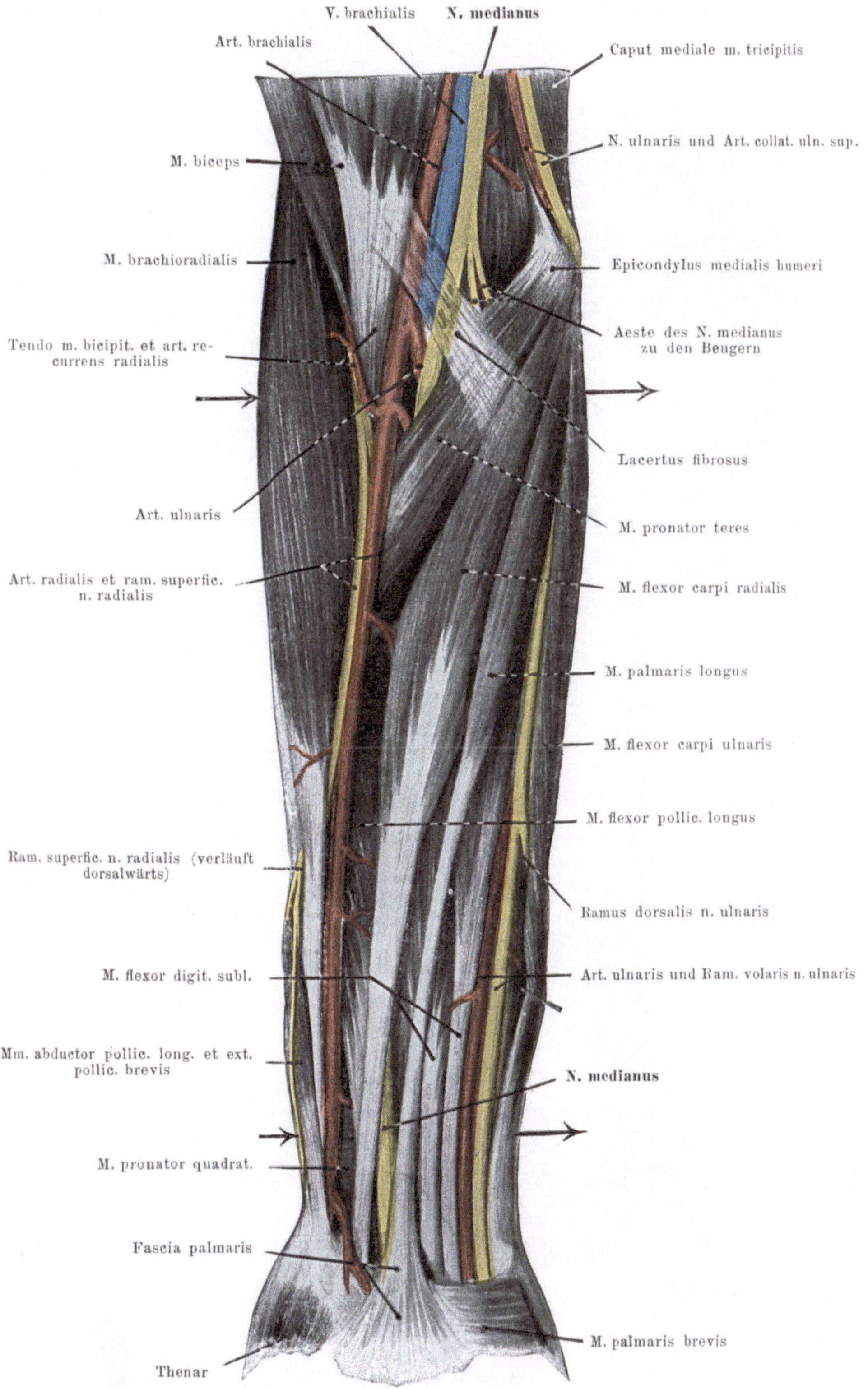

Abbildung 20.

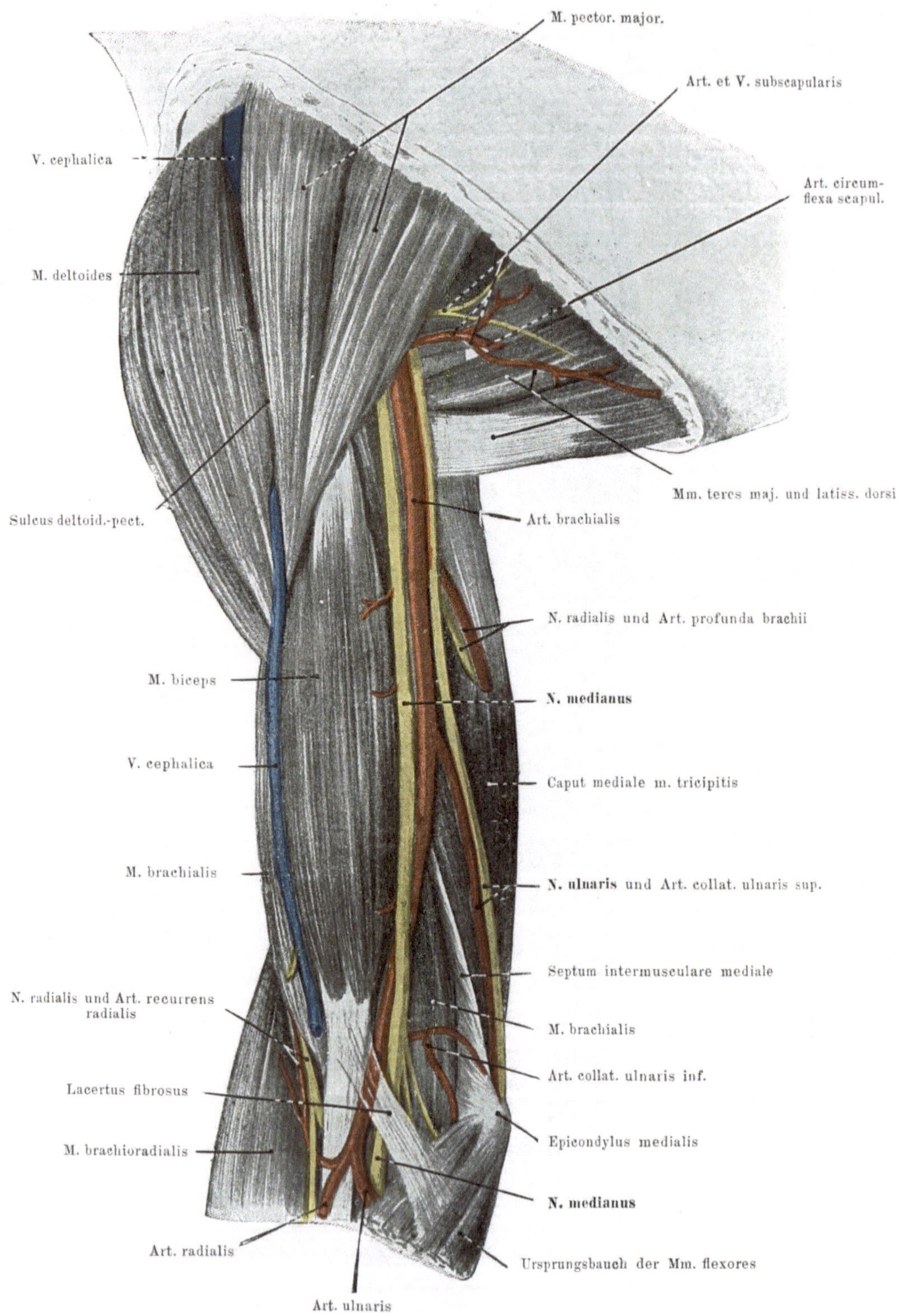

Abbildung 21.

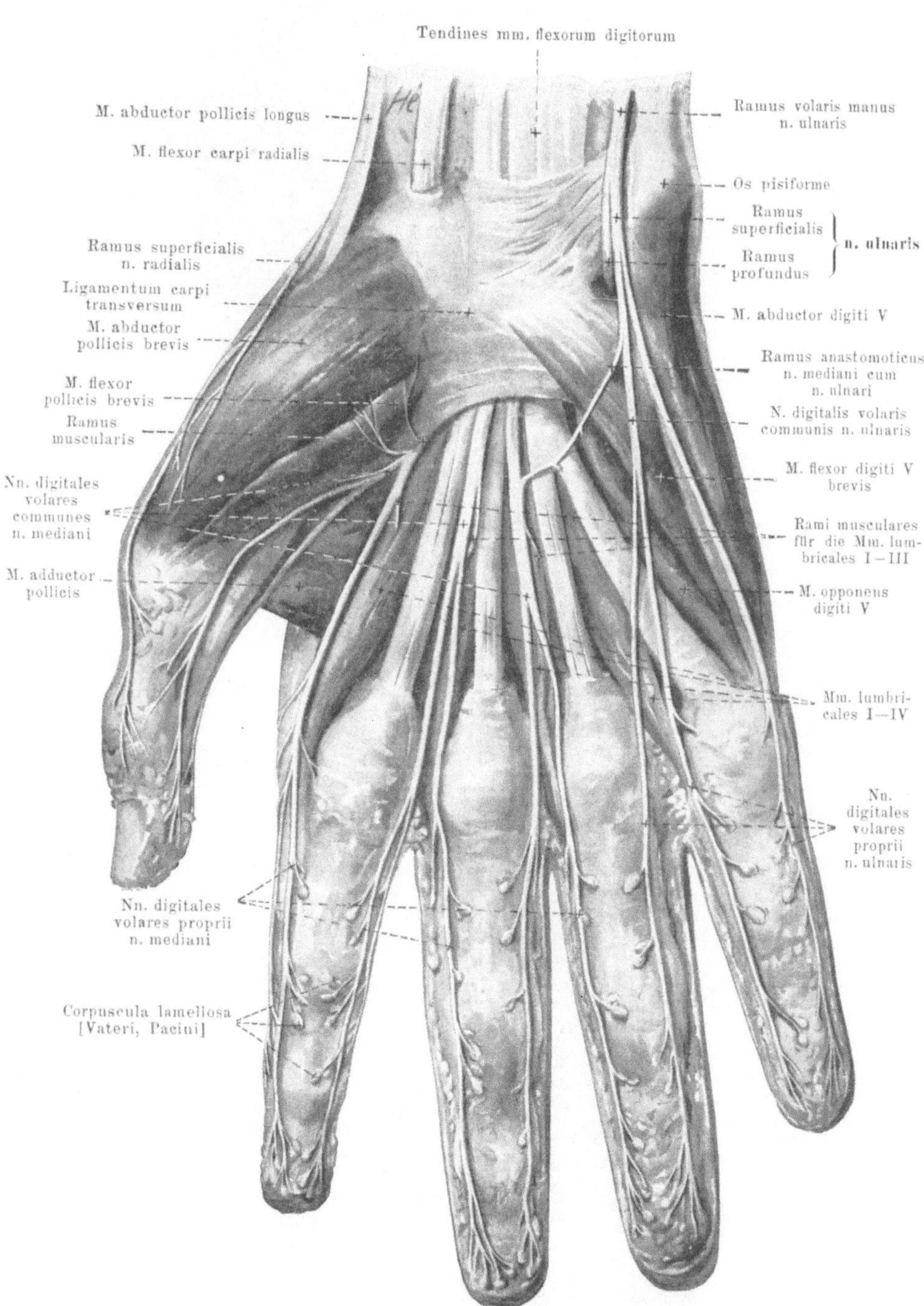

Abbildung 22.

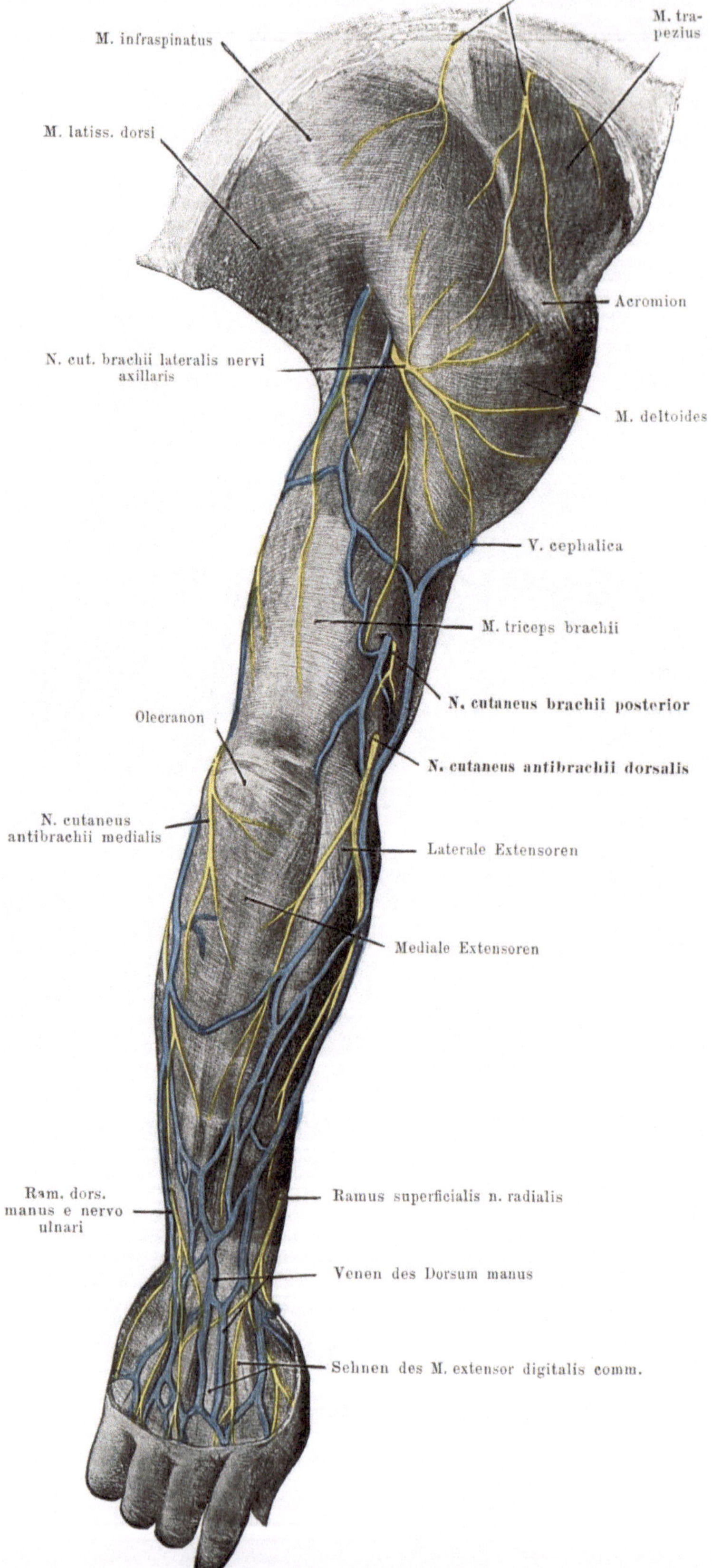

Abbildung 23.

Fasern zur Kapsel des Ellbogengelenkes und begibt sich dann zum Unterarm, um hier die Flexorengruppe — mit Ausnahme des Flexor carpi ulnaris und

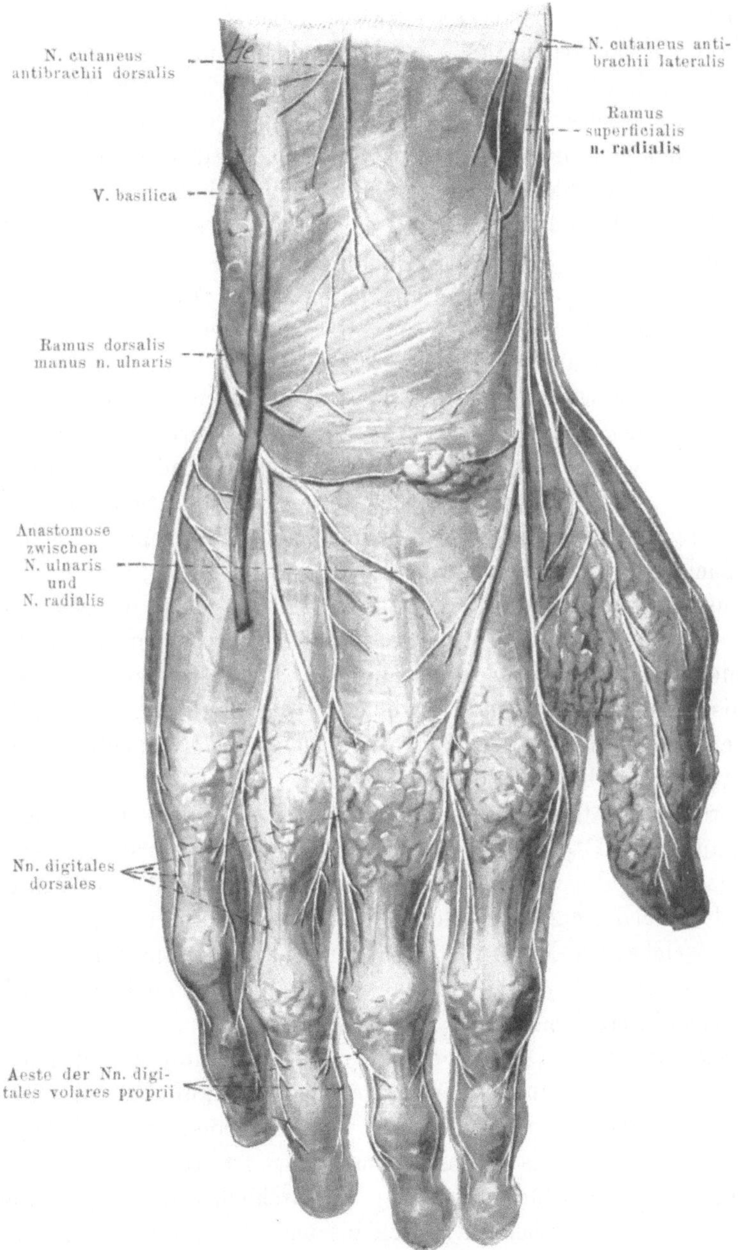

Abbildung 24.

des Ulnarteiles des Flexor digitorum profundus — sowie den Pronator quadratus mittels des Nervus interosseus zu versorgen. Ein feiner Zweig durchsetzt die vordere Handgelenkkapsel. Er verläuft dabei zwischen den beiden Schichten der Beuger zur Hand, liegt oberhalb des Handgelenkes genau zwischen Palmaris longus und Flexor carpi radialis nur von der Faszie gedeckt. Er gibt einen kleinen Hautast zum Daumenballen und zur Hohlhand ab, der dicht oberhalb des Handgelenkes die Faszie durchbohrt, und teilt sich schliesslich in seine beiden Endäste. Der laterale versorgt die Muskeln des Daumenballens mit Ausnahme des M. adductor pollicis und des M. lumbricalis I. Ausserdem entsendet er sensible Nerven zum Daumen und zum radialen Rande des Zeigefingers. Der mediale Endast gibt die motorischen Aeste ab für den M. lumbricalis II und III und übernimmt die sensible Versorgung der einander zugekehrten Ränder des 2., 3. und 4. Fingers (Abb. 20).

Der Nervus ulnaris kommt vom medialen Vorderstrang des Plexus, verläuft medial-hinter der Arterie nach unten, begibt sich weiterhin auf die Hinterseite des Lig. intermusculare und gelangt schliesslich hinter den Condylus medialis humeri, wo er bequem palpabel ist. Hier gibt er sensible Zweige ab für die Hinterseite der Kapsel des Ellbogengelenkes, durchbohrt dann den Flexor carpi ulnaris und begibt sich medial von der A. und V. ulnaris, hier leicht erreichbar, unter dem M. palmaris brevis zur radialen Seite des Erbsenbeines. So gelangt er zur Hohlhand und teilt sich beim Eintritt in dieselbe in einen oberflächlichen und einen tiefen Endast.

Der N. ulnaris versorgt am Unterarm den Flexor carpi ulnaris und den ulnaren Teil des Flexor dig. profundus. Er schickt einen Hautast zum untersten Teile des Unterarms und Kleinfingerballens, einen zweiten, den Ramus dorsalis, zwischen Ulna und Flexor carpi ulnaris hindurch zum Handrücken, wo er die ulnare Hälfte der Finger und die Rückseite der Handgelenkkapsel versorgt (Abb. 21).

Der oberflächliche Endast ist gleichfalls rein sensibel und übernimmt an der Hohlhand die $1^1/_2$ Finger, die der N. medianus übrig gelassen hat. Der tiefe Endast dagegen ist in der Hauptsache motorisch, er schickt nur den Bändern der Hand einige sensible Zweige, versorgt im übrigen sämtliche Handmuskeln, welche der Medianus nicht versieht, also die Interossei, den Adductor pollicis und den M. lumbricalis IV, mitunter auch III und die Muskeln des Kleinfingerballens (Abb. 22).

Der letzte der langen Aeste, der N. radialis, kommt aus dem Hinterstrange des Plexus, zieht hinter der A. brachialis zusammen mit der Art. und Vena profunda brachii zur Hinterseite des Oberarms, verläuft hier, bedeckt vom Triceps, im Sulcus spiralis humeri, und ist am lateralen Tricepsrand bei mageren Leuten durchzutasten. Er durchbohrt das Lig. musculare laterale und kommt so zwischen M. brachialis und M. brachio-radialis an die Vorderfläche der Extremität. Hier spaltet er sich in einen oberflächlichen und einen tiefen Ast (Abb. 17).

Motorisch ist die ganze Streckmuskulatur des Armes die Domäne des N. radialis (einschliesslich der Radialgruppe am Unterarm). Sensibel versorgt er als N. cutaneus brachii post. die Haut an der Rückseite des Oberarmes, als N. cutaneus antebrachii dorsalis die des Unterarmes. Ersterer entspringt dort, wo der Nerv hinter den Triceps tritt, letzterer dort, wo er unter demselben wieder hervorkommt (Abb. 23).

Ein feiner Zweig geht zur Rückseite der Kapsel des Ellbogengelenkes. Der oberflächliche Endast verläuft zunächst mit der Art. radialis, und zwar radial von ihr abwärts, um zwischen Radius und dem Brachioradialis zur Rückseite der Hand zu treten. Hier versorgt er die radiale Hälfte der Finger sensibel (Abb. 24).

Ich hoffe, diese kurzen anatomischen Bemerkungen werden erkennen lassen, welche Nerven in den einzelnen Operationsgebieten berücksichtigt

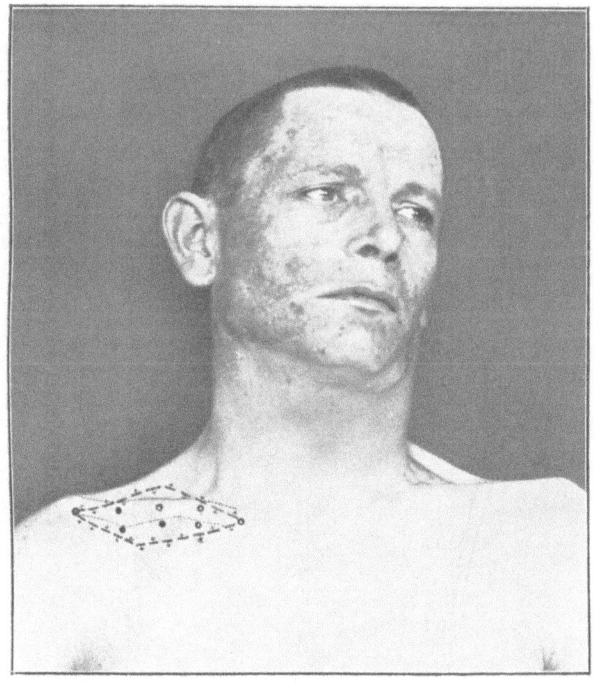

Abbildung 25.

werden müssen. Sie sollen auch zeigen, wo die tiefer gelegenen, grösseren Nervenstämme in ihrem Verlauf der perineuralen Injektion zugänglich sind. Die auf der Faszie verlaufenden Hautnerven haben wir immer durch Infiltration des Unterhautzellgewebes zu beeinflussen gesucht, ich halte es nach der anatomischen Auseinandersetzung für unnötig, sie bei den Operationen jedesmal einzeln aufzuzählen.

Wir wollen, bevor wir zur oberen Extremität übergehen, kurz die Anwendungsmöglichkeit der Lokalanästhesie im Bereich der Clavicula erörtern.

Die Anästhesierung dieses in seiner ganzen Länge dicht unter der Haut gelegenen Knochens gelingt ohne Schwierigkeiten; wir führen zunächst, uns dicht am Knochen haltend, eine gebogene Nadel von unten her um die Clavicula herum (Abb. 25) und können so von mehreren Punkten aus ihre ganze Hinterfläche umspritzen, es folgen dann von zwei seitlich gelegenen Punkten aus Injektionen auf die Vorderfläche des Schlüsselbeins, um auch hier das Periost unempfindlich zu machen; von den gleichen Stellen aus wird auch die

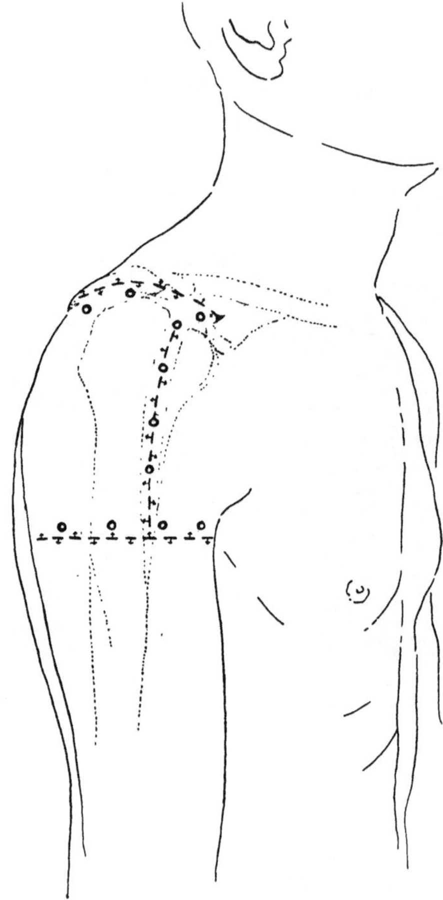

Abbildung 26.

Injektion der Weichteile im Bereich der erkrankten Partie in Form des Hackenbruchschen Rhombus vorgenommen. Wir kommen mit 70—80 ccm der $^{1}/_{2}$proz. Novokain-Suprarenin-Lösung aus, die Anästhesie tritt rasch ein. Die Naht an Frakturen des Schlüsselbeins, auch die Operationen wegen chronisch entzündlicher Erkrankungen haben wir des öfteren vollkommen schmerzlos unter Lokalanästhesie ausführen können.

Es soll nun die Beschreibung der Injektionsmethoden bei den Operationen an der oberen Extremität folgen, ich will hier für die verschiedenen Gebiete einen Typ herausgreifen, der auch für andere in diesem Abschnitte in Betracht kommende Eingriffe vorbildlich sein mag.

Die Ausführung einer Schultergelenksresektion nach von Langenbeck erfordert die Anästhesierung der von den Nn. supraclaviculares, dem N. suprascapularis und N. axillaris versorgten Gebiete (Abb. 26). Den N. axillaris suchen wir durch Umspritzung des Plexus brachialis in der Achselhöhle in seiner Leitung zu unterbrechen. Bei horizontal abduziertem Arm wird zunächst die Lage der A. brachialis festgestellt, das Gefäss mit den Fingern der linken Hand fixiert und nach unten gedrückt; nun wird die leicht gebogene Nadel ohne Spritze um dieselbe nach hinten herum geführt und möglichst weit nach oben hin vorgeschoben (Abb. 27). Fliesst dabei kein

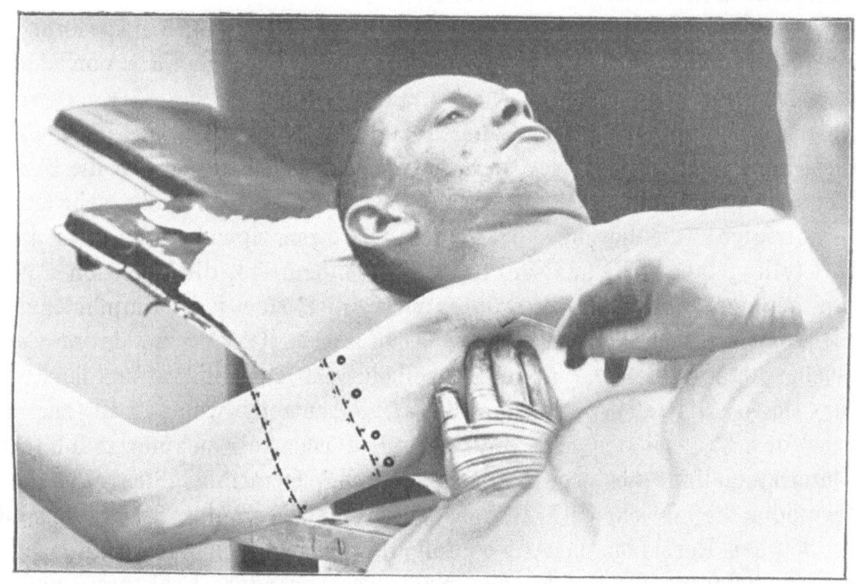

Abbildung 27.

Blut aus der Kanüle ab, so erfolgt die Injektion. Erreichen wir ihn hier nicht an seinem Stamm, so treffen wir seine Endäste mit Sicherheit bei der nachfolgenden, noch zu beschreibenden Infiltration. Diese erfolgt zunächst längs des Ursprungs des M. deltoideus zur Ausschaltung der Nn. supraclaviculares. Von drei Punkten aus, die vorn, seitlich und hinten am Schultergelenk liegen, erfolgt die Infiltration der Gelenkkapsel und der Gelenkinnenfläche; die die Kapsel versorgenden Zweige des N. suprascapularis und ebenso des N. axillaris werden von ihr betroffen. Es wird nun weiter von drei Punkten aus die Infiltration im Verlauf der Schnittlinie vorgenommen, die Periost, Muskulatur und Unterhautzellgewebe durchsetzt; die Nadel wird jedesmal bis auf den Knochen vorgestossen, und unter fortwährendem Einspritzen durch die Muskulatur bis in das Unterhautzellgewebe zurückgezogen, indem die Lösung noch nach den Seiten hin verteilt wird; auf diese Weise wird für das Anlegen der Schnittlinie ein breiterer Spielraum geschaffen. Den Schluss bildet die Infiltration des Extremitätenquerschnittes mit Vermeidung der Gefässe, etwa 12—15 cm unterhalb des Gelenkes, und zirkuläre Injektion des Unterhautzellgewebes. Letztere sind deshalb zugefügt, um eine weiter nach unten gehende Anästhesie zu erreichen, die wünschenswert ist, wenn wegen Ausdehnung des krankhaften Prozesses eine Verlängerung des Schnittes nötig wird oder wegen Eitersenkung Gegeninzisionen zur Einlegung der Drainageröhrchen angebracht werden müssen. Erst jüngst hat sich diese Vorsichtsmassregel bei Aufmeisselung einer dicht unter dem Gelenk beginnenden und die obere Hälfte des Humerus einnehmenden Osteomyelitis ausgezeichnet bewährt. Der Knochen ist völlig gefühllos, die Abschiebung des Periostes gelingt auf weite Strecken hin ohne Schmerzen.

Wie wichtig für eine vollkommene Anästhesie die exakte Infiltrierung der Gelenkkapsel ist, zeigten uns zwei kurz hintereinander operierte Fälle von Schultergelenktuberkulose. Im ersten bestanden auf der Rückseite des Gelenkes breite, von Abszesseröffnungen und Fistelgängen herrührende Narben, die die Injektion in diesem Teil erschwerten. Die Operation verlief schmerzlos bis auf die Exzision des hinteren Kapselteiles, bei der Schmerzen, die allerdings nicht sehr intensiv waren, auftraten; die Lösung war in dem narbigen Gewebe nicht bis an die richtige Stelle gelangt. Beim zweiten Fall waren derartige, die Injektion störende Hindernisse nicht vorhanden, die Operation verlief ohne jede Empfindung.

Die Menge der Lösung beträgt im Durchschnitt 250 ccm, davon werden verbraucht 30 zur Injektion in die Achselhöhle, 30 zur Infiltration der Kapsel, 70 zur tiefen Infiltration und der des Unterhautzellgewebes, 70 zur Umspritzung des Extremitätenquerschnittes und 50 ccm zur zirkulären Infiltration des Unterhautzellgewebes im unteren Teil des Operationsfeldes. Dieser Injektionsmodus kann vielleicht mit geringer Veränderung der Infiltrationslinien, ausser bei der Resektion, in Anwendung kommen bei der Exartikulation des Armes im Schultergelenk, bei der Naht hochsitzender Frakturen und zur Operation chronischer Entzündungen im oberen Teil des Humerus.

Bei der Amputation des Oberarms (Abb. 27) tritt die Anästhesierung des Plexus brachialis in den Vordergrund. Die leicht gebogene Nadel wird in oben beschriebener Weise hinter die Arterie geführt, durch seitliche Drehung der Nadel und Anwendung grösserer Flüssigkeitsmengen die ausgiebige Umspritzung des Nervengeflechtes versucht. Für den weiter nach hinten gelegenen Nervus radialis ist eine besondere Injektion nicht notwendig, da wir diesen, von den grossen Gefässen getrennten Nerven, bei der Umspritzung gut erreichen können. Handbreit oberhalb der Amputationsstelle erfolgt die Infiltration des Extremitätenquerschnittes und dicht darunter die des Unterhautzellgewebes, zur möglichst raschen Aufhebung des Druckgefühls auch noch die Infiltration der Schnittlinie. Die Operation darf aber, wie schon erwähnt, erst beginnen, wenn Gefühllosigkeit der peripheren Teile eingetreten ist. Will man nicht so lange warten, so muss man bei Durchschneidung der Nerven geringe Aethermengen verabreichen. Die Abschiebung des Periosts und die Durchsägung des Knochens macht keinerlei Schmerzen; auch nicht das Vorziehen und Kürzen der Nervenstämme, wie uns erst kürzlich wieder ein vollständig wacher Patient versicherte. Die Menge der Lösung beträgt ca. 200 ccm: Plexus brachialis 50, Extremitätenquerschnitt 70, Unterhautzellgewebe 50, Schnittlinie 30 ccm. Dieses Injektionsverfahren eignet sich mit kleiner Abweichung bei der Art des jeweiligen Eingriffes zur Anästhesierung bei Ope-

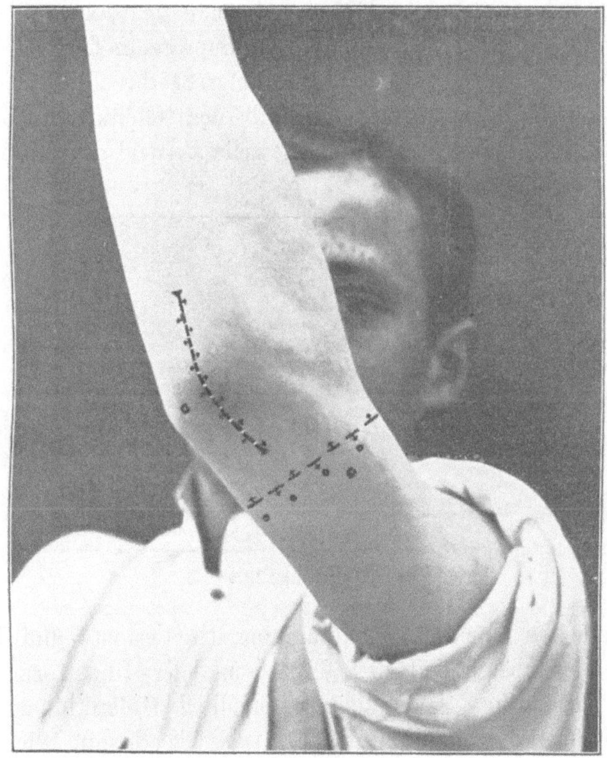

Abbildung 28.

rationen der Pseudarthrose des Humerus, zur Abmeisselung von Knochengeschwülsten, zur Nervenund Gefässnaht u. a. m.

Bei der Ellbogenresektion nach v. Langenbeck müssen die drei grossen Armnerven, die Zweige an die Gelenkkapsel abgeben, in Angriff genommen werden. Den N. radialis treffen wir gut handbreit oberhalb des Ellbogengelenks am Aussenrand des Triceps, wo er bei mageren Leuten leicht durchzutasten ist, den Ulnaris hinter dem Condylus medialis, wo man ihn deutlich unter den Fingern hin- und herrollen lassen kann (Abb. 28), den N. medianus etwas oberhalb der Ellenbeuge.

Wir beginnen mit der perineuralen Injektion am Radialis; die Injektion am Ulnaris erfolgt am Condylus medialis endoneural, es wird aber auch die Nadel, nachdem ihre Spitze aus dem Nerven zurückgezogen ist, eine Strecke weit an ihm in die Höhe geführt und in die Umgebung des höher gelegenen Abschnittes die Lösung eingespritzt.

Um dem N. medianus möglichst nahe zu kommen, fixieren wir die Spitze des Epicondylus medialis und die Arteria cubitalis (Abb. 29). Genau in der Mitte der die beiden Punkte verbindenden Linie führen wir die leicht gebogene Nadel ein, schieben ihre Spitze in der Richtung nach der Arterie hin vor und müssen so hinter diese und den Nerv kommen. Die nun erfolgende Injektion hebt beide Gebilde etwas in die Höhe, wie man deutlich fühlen kann. Der Nerv ruht somit auf einer mit Novokain-Suprarenin-Lösung durchtränkten Unterlage; auf diese Weise ist seine Leitungsunterbrechung am besten und einfachsten ausführbar. Handbreit oberhalb des Gelenkes erfolgt Infiltration des Querschnittes und des Unterhautzellgewebes, vor Infiltration der Schnitt-

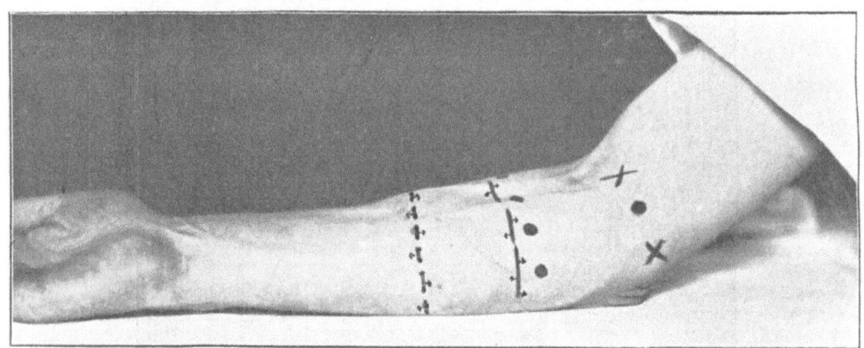

Abbildung 29.

linie werden noch zur Unempfindlichmachung des Periosts und Knochens zwei Injektionen auf den oberen Teil des Radius und der Ulna vorgenommen; auch ist es ratsam, die Lösung in das sehr empfindliche Gelenkinnere von der Seite des Radiusköpfchens aus hineinzubringen. Die Operation, die wir in letzter Zeit immer unter Lokalanästhesie ausführten, verlief stets ohne Störung, nie verursachte die Ablösung und das Abziehen des N. ulnaris Schmerzen, ebenfalls nicht die stets gründliche Entfernung der Gelenkkapsel.

Menge der Lösung etwa 175 ccm; je 15 ccm zur perineuralen Injektion des Nerven, 10 ccm in das Gelenk, 70 ccm zur Querschnittsumspritzung, 20 ccm auf das Periost des Radius und der Ulna, 30 ccm für die Schnittfläche.

Alle sonstigen grösseren Eingriffe am und in der Nähe des Ellenbogengelenks, in erster Linie die Naht der Gelenkfrakturen, lassen sich nach diesem Vorgehen unter Lokalanästhesie ausführen. Die einfache Arthrotomie, zur Entfernung von freien Gelenkkörpern z. B., lässt sich nach Injektion der Lösung in das Gelenk und Infiltration der Weichteile im Bereich der Schnittlinie durchaus schmerzlos ausführen.

Wollen wir die Amputatio antebrachii unter Lokalanästhesie vornehmen, so beginnen wir auch hier mit der perineuralen Injektion der Nervi radialis, ulnaris und medianus an bekannten Stellen; im übrigen verläuft die Ausführung der Injektion genau so, wie wir sie bei der Absetzung des Oberarms beschrieben haben, d. h. es folgt Infiltration des Extremitätenquerschnittes und des Unterhautzellgewebes ringsum handbreit oberhalb der Schnittlinie, die zirkulär infiltriert wird (s. Abb. 29). Nur muss hier noch die Infiltration des Lig. interosseum zugefügt werden, auf die besonderes Gewicht zu legen ist.

Menge der Lösung ca. 200 ccm; 30 ccm für die Nervenstämme, 80 ccm zur Querschnittsumspritzung, 40 ccm zur Infiltration des Unterhautzellgewebes, 20 ccm für das Lig. interosseum und 30 ccm für die Schnittlinie.

Wir haben unter der nach gleichem Vorgehen erreichten Lokalanästhesie mehrfach die Naht von Frakturen und Pseudarthrosen-Operationen ausgeführt.

Grosse Ansprüche an die Güte der Lokalanästhesie stellte die Operation eines Sarkomrecidivs auf der Beugeseite des Unterarms; die Geschwulst, die

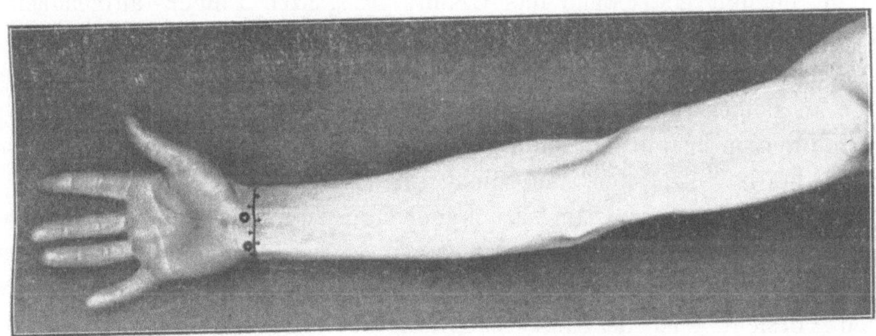

Abbildung 30.

das mittlere und die Hälfte des unteren Drittels des Unterarms einnahm, musste, da die Amputation verweigert wurde, herausgeschält werden. Es war nicht nur die Mitnahme grösserer Muskelabschnitte nötig, sondern auch die Freipräparierung des Ulnaris und die Resektion des Medianus, der von der Geschwulst fest umwachsen war. Die Resektion und die nachfolgende Naht liessen sich ohne Schmerzen ausführen.

Die Handgelenksresektion können wir unter Lokalanästhesie ausführen, wenn wir den N. medianus, den N. ulnaris und die Hautäste des Radialis ausschalten.

Die beiden ersteren Nerven können wir in ihrem Endstamm erreichen.

Zur Umspritzung des Medianus führen wir die leicht gebogene Nadel vom Rand des Flexor carpi radialis, mit der Spitze nach dem M. palmaris longus hingerichtet, in die Tiefe, und kommen so mit Sicherheit hinter den Nerven. Der Ulnaris ist bei Einführung der Nadel unter die Fascie dicht am Rande des Flexor carpi ulnaris leicht zu erreichen. Die durch ihre Pulsation deutlich erkennbare Arterie lässt sich dabei leicht vermeiden (Abb. 30). Seine

Hautäste und die des Radialis werden am besten durch zirkuläre Infiltration des Unterhautzellgewebes oberhalb des Handgelenkes anästhesiert; hier erfolgt auch die Umspritzung des Unterarmquerschnittes. Die auf der Streckseite verlaufende Schnittlinie wird gesondert infiltriert. Man tut gut, von der Streckseite her kleine Mengen der Lösung zwischen die einzelnen Handwurzelknochen zu bringen. Menge der Lösung ca. 150 ccm, davon 20 ccm für die Nervenstämme, 50 ccm für den Querschnitt, 40 ccm für die Knochen, 20 ccm für die Schnittlinie.

Die auf diese Weise herbeigeführte Lokalanästhesie reicht auch aus für die Exartikulation der Hand, für Operationen an den Mittelhandknochen; bei letzteren ist es ratsam, die für die Handwurzelknochen angewendete Lösung zwischen die in Betracht kommenden Metakarpalknochen zu bringen.

Bei Operationen an den Fingern — Exartikulation, Resektion — sind wir bei der einfachen Umspritzung der Grundphalanx geblieben, bei der die auf Streck- und Beugeseite verlaufenden Nerven gut getroffen werden. Die Operation beginnt erst, wenn das Gefühl im ganzen Finger aufgehoben ist. Wir kommen mit 10 ccm der $^1/_2$ proz. Lösung aus, indem wir an jede Kante des Fingers 2,5 ccm injizieren. Bei sehr zarten Fingern ist die Menge noch geringer zu bemessen, da die Spannung in den Weichteilen zu straff wird und grosse Schmerzen hervorrufen kann. An den Fingern pflegen die Nachschmerzen besonders heftig aufzutreten, und nicht selten beobachten wir eine länger bestehen bleibende, recht langsam zurückgehende Schwellung nicht nur der Grundphalanx, sondern des ganzen Fingers, auch Gefühlsstörungen, Kribbeln, Taubsein können auf Wochen hinaus den Patienten beunruhigen; selbst bei der grössten Vorsicht sind derartige nachteilige Folgen nicht mit Sicherheit zu vermeiden.

Operationen an der Brust.

Ueber die Ausführung der Lokalanästhesie bei Operationen gutartiger, zirkumskripter Geschwülste der Mamma sind weitere Bemerkungen wohl nicht vonnöten.

Bei der als Mastitis chronica cystica bezeichneten Erkrankung dürfte es sich empfehlen, nicht nur die Umgebung der fühlbaren Knoten zu infiltrieren, sondern die ganze Brustdrüse anästhetisch zu machen; der Umfang dieser entzündlichen Geschwulstbildung lässt sich oft erst nach Freilegung derselben feststellen, und nicht selten können nur Reste des Drüsengewebes zurückgelassen werden.

Die Amputation der carcinomatös erkrankten Brustdrüse unter Lokalanästhesie ist versucht worden. Hirschel hat 3 Fälle operiert nach Infiltration der Achselhöhle und nach Ausschaltung der in Betracht kommenden Interkostalnerven. Typische Amputationen waren es aber nicht, denn es sind nur kleine Teile des grossen Brustmuskels mit entfernt worden. Auch Braun hat diese Operation unter Lokalanästhesie auszuführen gesucht, ist aber nach

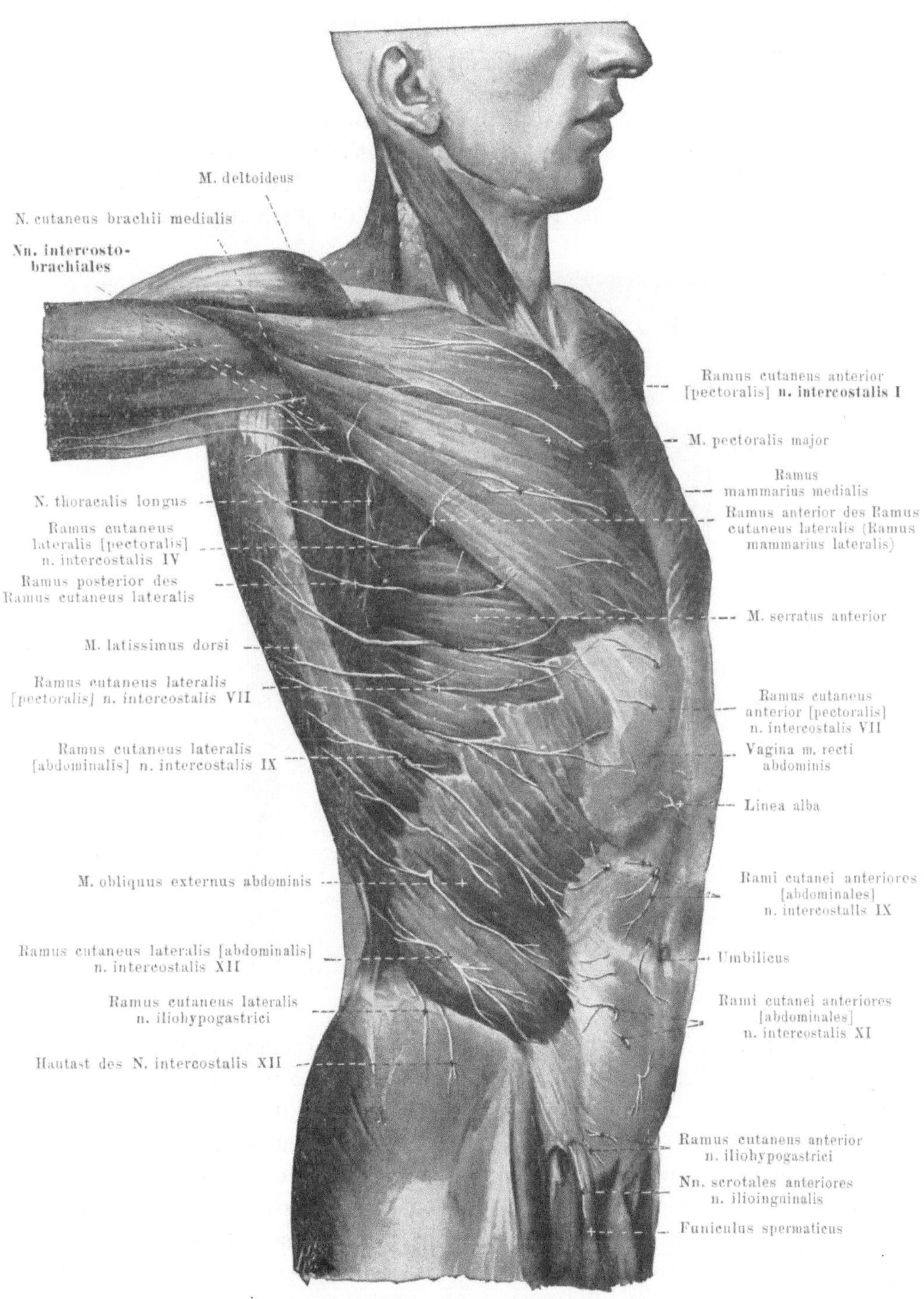

Abbildung 31.

scheinbar nicht guten Erfolgen zu dem Entschluss gekommen, dass auch nach Unterbrechung des Plexus brachialis die Anästhesierung des grossen Operationsfeldes noch zu kompliziert und wenig typisch sei, so dass sie nur ausnahmsweise in Anwendung kommen könne.

Wir haben in einer Reihe von Fällen die typische Mammaamputation schmerzlos ausführen können, nachdem wir eine Injektionsmethode anwandten, die unten genauer beschrieben werden soll. Wichtig für einen guten Erfolg ist aber die richtige Auswahl der Patienten und der Ge-

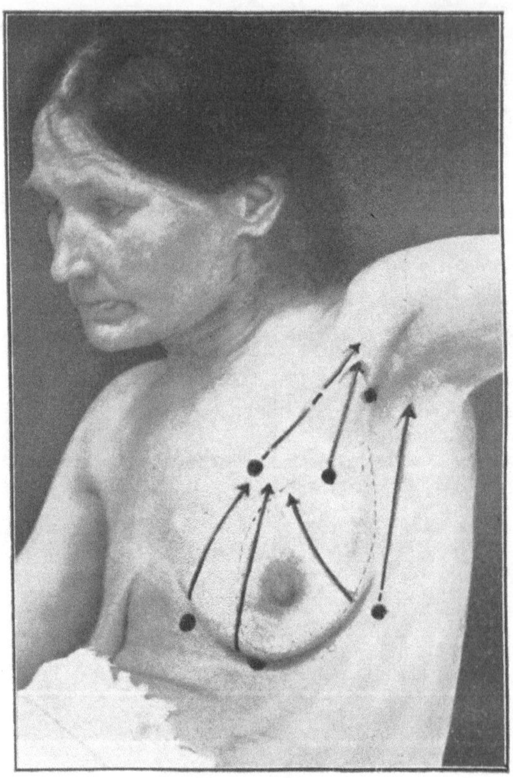

Abbildung 32.

schwülste selbst. Nur magere Personen können unter Lokalanästhesie operiert werden, bei fetten Personen kommen wir nicht mit ihr zum Ziel, da der Fettreichtum eine genaue Ausführung der Lokalanästhesie hindert. Von den Geschwülsten können nur die kleineren, gut beweglichen und gut abgrenzbaren in Frage kommen; auf dem Pectoralis festsitzende Tumoren oder solche mit infiltrierendem Wachstum sind bis jetzt für die Lokalanästhesie nicht geeignet. Achselhöhlenmetastasen geben, wenn sie die gewöhnliche Grösse nicht überschreiten, keine Kontraindikation für die Anwendung der Lokalanästhesie ab.

Die sensible Versorgung des Operationsgebietes geht in erster Linie von den Interkostalnerven aus; Pectoralis major und minor, die von den aus dem

Plexus brachialis kommenden Nn. thoracales anteriores motorisch versorgt werden, erhalten von diesen auch sensible Zweige, so dass eine schmerzlose Durchschneidung des Muskels nach Unterbrechung der Interkostalnervenleitung allein nicht durchführbar ist. Die Art des Eintritts der Interkostalnervenzweige in den Latissimus dorsi geht am besten aus der beigegebenen Abbildung hervor (Abb. 31). Die Haut der Achselhöhle und der Innenseite des Oberarms wird vom N. intercostobrachialis versorgt. Bei Ausräumung der Achseldrüsen wird noch der Plexus brachialis in Mitleidenschaft gezogen.

Wir beginnen die Ausführung der Lokalanästhesie mit der perineuralen Injektion des Plexus brachialis in der Achselhöhle und der Infiltration des oberflächlicher gelegenen Gewebes in derselben. Alsdann erfolgt von 3 unterhalb der Brustdrüse gelegenen Punkten mit langer Nadel die Infiltration des Pectoralis major (Abb. 32) unter Emporheben der Mamma (Abb. 33); der von der Nadel nicht erreichte Rest des grossen Brustmuskels wird dann für sich bis zu seinem Ansatz am Oberarm infiltriert. Auf diese Weise schalten wir sicher alle den Muskel sensibel versorgenden Nervenzweige aus. Da der gründlichen Drüsenausräumung wegen auch der Rand des Latissimus freigelegt werden muss, ist die Ausschaltung der ihn versorgenden Nerven notwendig; wir erreichen sie am besten, wenn wir uns den Rand des Muskels durch starkes Erheben des Armes genau bestimmen, eine lange Nadel in Höhe der unteren Mammagrenze einstechen und nach oben führen, bis sie unter den den oberen Teil des Muskelrandes fixierenden Finger kommt (Abb. 34), und nun erfolgt unter Zurückziehen der Nadel die Injektion. Alsdann geschieht eine breite Infiltration des Unterhautzellgewebes in der Schnittlinienrichtung von der Achselhöhle bis zum unteren Pol. Bei etwas fettreicheren Brüsten wird die Haut sehr langsam anästhetisch, wir tun dann gut, die Schnittlinie subkutan zu injizieren. Das Durchschneiden des Muskels löst keine Schmerzen aus, auch die Ausräumung der Achselhöhle verläuft ohne Störung. Eine Nachblutung ist bei sorgfältiger Blutstillung nicht zu befürchten; trotzdem ist es empfehlenswert, zur gleichmässigen Kompression der grossen Wundfläche den Arm nach der Operation an den Körper anzubandagieren. Die Nachschmerzen pflegen nach dieser Operation in geringerem Grade aufzutreten, als wir sie sonst beobachten. Wir gebrauchen zur Anästhesierung des Operationsfeldes ca. 300 ccm der $^1/_2$proz. Novokain-Suprarenin-Lösung. Davon entfallen 50 ccm auf die Achselhöhle, 30 ccm auf den Latissimus dorsi, 100 ccm auf den Pectoralis major, der Rest verbleibt für die Infiltration des Unterhautzellgewebes und der Haut.

Wohl am häufigsten kommt die Lokalanästhesie am Brustkorb in Anwendung bei der Rippenresektion, wo sie uns ausgezeichnete Dienste leistet; da es meist von den Atmungsorganen ausgehende Erkrankungen sind, die den operativen Eingriff erfordern, so ist hier die Vermeidung der Allgemeinnarkose von besonderer Wichtigkeit.

Wir resezieren, wenn möglich, stets in der mittleren Axillarlinie; da hier

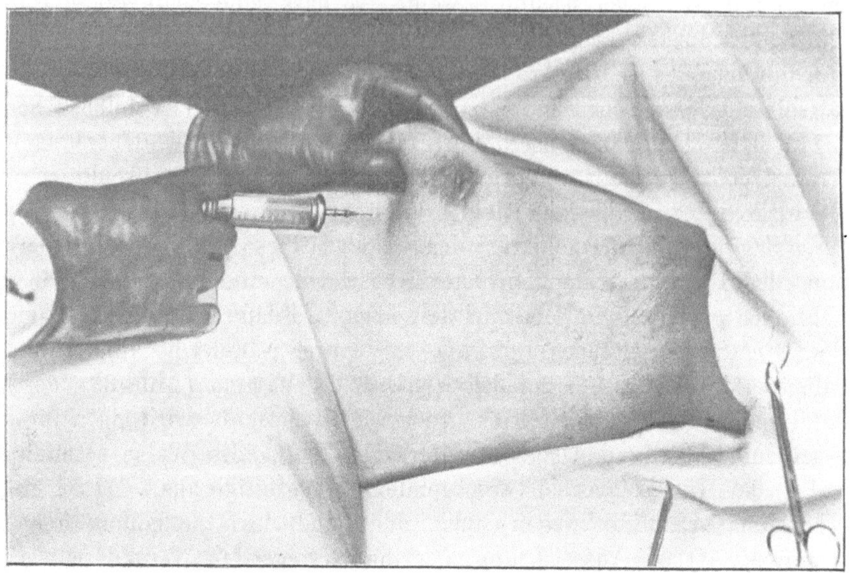

Abbildung 33.

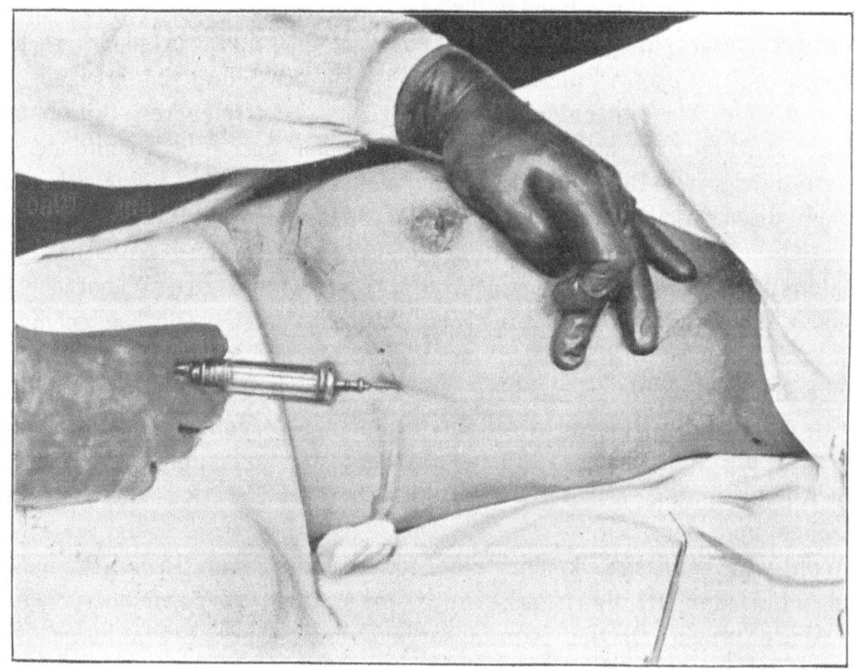

Abbildung 34.

die Rippen sehr gut abzutasten sind, so gestaltet sich die Injektionstechnik einfach. Von 2 oder 3 am unteren Rande der zu resezierenden Rippen gelegenen Punkten aus gehen wir mit gebogener Nadel um die Rippen herum (Abb. 35) und können so bequem in genügender Ausdehnung ihre Hinterfläche infiltrieren, sodann folgen von zwei seitlich gelegenen Punkten aus, deren Entfernung sich nach der Grösse des zu beseitigenden Stückes richtet, Injektionen an dem oberen Rand der Rippe und ihrer Vorderfläche; hierauf folgt Umspritzung der Weichteile und Infiltration der Schnittlinie. Das Abschieben

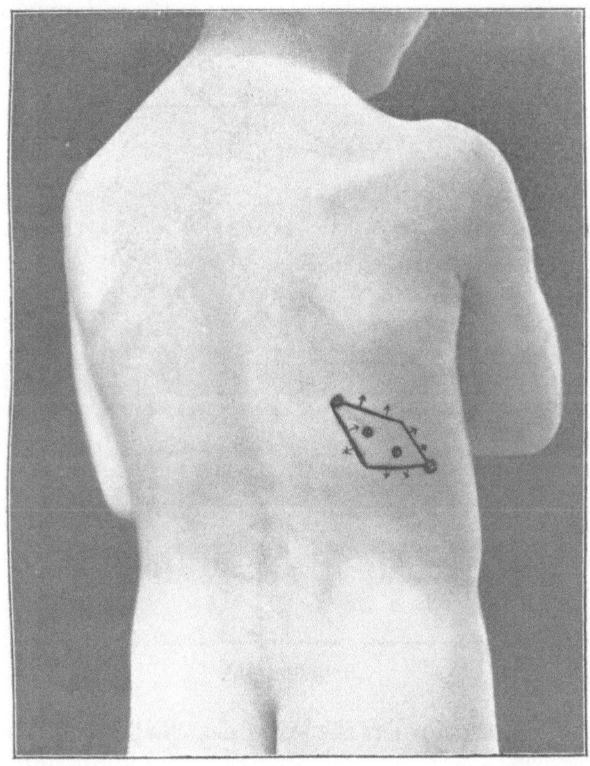

Abbildung 35.

des Periosts gelingt nach diesem Vorgehen auch an der Hinterfläche der Rippe ohne Schmerzen. Die Weichteilinjektionen sollen erst nach Umspritzung der Rippe erfolgen, da sonst die Abtastung derselben viel schwieriger ist. Die Durchschneidung der meist verdickten Pleura parietalis löst keine Schmerzen aus.

Bei der Tuberkulose nehmen wir die Umspritzung der Rippe zu beiden Seiten des Krankheitsherdes in gleicher Weise vor, die Infiltration der Weichteile richtet sich nach der Schnittführung.

Die Resektion mehrerer Rippen im vorderen Teil, bei der Freundschen Operation z. B., lässt sich ohne Schwierigkeiten unter der nach obiger Methode vorgenommenen Infiltration ausführen.

Bei den Resektionen der hinteren Rippenabschnitte nach Wilms ist die Abtastung der Rippe erschwert, ein Herumführen der Nadel um dieselbe daher nicht möglich. Wir gehen dann so vor, dass wir die Nadel auf die Rippe vorstossen und nun durch Verschiebung der Nadelspitze an den oberen und unteren Rand zu gelangen suchen, wo die Injektion erfolgt und zwar soweit nach beiden Seiten als die Exkursionsfähigkeit der Nadel es gestattet. Die Infiltration der Weichteile erfolgt am vorteilhaftesten im Zusammenhang.

Zur Ausführung der Thorakoplastik hat Hirschel ein Verfahren angegeben, das am besten durch nachstehende, seiner Arbeit entnommene Abbildung erläutert wird. Er umspritzt zunächst das ganze Operationsfeld, dessen Ausdehnung durch vorherige Sondierung festzustellen ist; von der infiltrierten

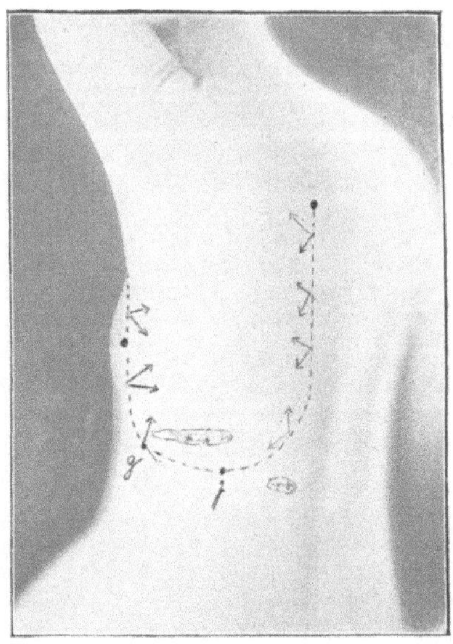

Abbildung 36.

Partie aus erfolgen nun in der Richtung der Pfeile die Injektionen in die Interkostalräume. Bei der Operation grosser, alter Empyemhöhlen kann aber nach Brauns Erfahrungen die Lokalanästhesie versagen, weil die feste Pleuraschwarte die Interkostalnerven umschliesst und so ihre Unterbrechung hindert.

Operationen am Bauch.

Zur Ausführung grösserer abdomineller Eingriffe ist die Lokalanästhesie in ihrem jetzigen Ausbau noch nicht geeignet. Solange wir nicht imstande sind ohne vorherige Betäubung der Patienten durch Skopolamin-Morphium-Pantopon die durch Zug am Mesenterium auftretenden, sehr heftigen Schmerzen auszuschalten, werden wir die Allgemeinnarkose nicht entbehren können. Dass an der Erreichung dieses Zieles fleissig gearbeitet wird, beweisen die neueren Veröffentlichungen. Die von Finsterer und Cappis ausgearbeitete paravertebrale Leitungsanästhesie, die in erster Linie eine Leitungsunterbrechung des dem Sympathicus sensible Fasern zuführenden Ramus communicans der Spinalnerven erstrebt, war wohl für grössere Bauchoperationen ausreichend gewesen, ist aber in ihrer Ausführung noch so kompliziert und nicht so absolut gefahrlos, dass man sie zu allgemeinerer Verwendung empfehlen könnte. Für einfache abdominelle Eingriffe, zur Gastrostomie, zur Colostomie und auch zur Appendektomie, wenn wir mit unkomplizierten Verhältnissen rechnen können, reicht die Lokalanästhesie vollkommen aus. Es gelingt uns immer durch einfache Infiltration in der Schnittlinie die einzelnen Schichten der Bauchwand samt Peritoneum unempfindlich zu machen. Die Eröffnung und Berührung des sonst so empfindlichen Peritoneum parietale hat nie Schmerzen hervorgerufen und wie völlig unempfindlich es durch die Infiltration wird, zeigt uns am besten die Operation einer chronischen Appendicitis bei einem Kollegen, die wir auf seinen Wunsch unter Lokalanästhesie auszuführen versuchten; er hatte nicht die geringsten Schmerzen bei Anschieberung des Bauchfells, auch bei Einführung einer Tamponade traten solche nicht auf, ein Zeichen, dass die Anästhesie sich rasch in der Nachbarschaft ausbreitet; erst als das Caecum zur Entwicklung der festverwachsenen Appendix vorgezogen wurde, traten so hochgradige Schmerzen auf, dass er stürmisch nach allgemeiner Betäubung verlangte. 25 g Aether genügten, ihn in einen halbwachen Zustand überzuführen, in dem die Entwicklung des Wurmes leicht gelang, für die Fortführung der Operation war Narkose nicht mehr notwendig.

Den ausgedehntesten Gebrauch von der Lokalanästhesie machen wir bei den Operationen der verschiedenen Hernien, der Nabel-, Leisten- und Schenkelbrüche. Lumbalanästhesie kommt hierzu nie mehr in Anwendung, auch die Allgemeinnarkose nur dann, wenn die Lokalanästhesie aus besonderen, noch zu besprechenden Gründen unausführbar ist.

Die Anästhesie kleiner und mittelgrosser circumscripter Nabelhernien ist am besten und raschesten zu erreichen, wenn die Nadel von 4 oder mehr Punkten (Abb. 37) aus bis auf die Fascie geführt wird, die nun folgenden Injektionen treffen die ganze Circumferenz des Bruchringes; weiter werden, wenn wir mit Längsschnitt operieren wollen, ober- und unterhalb der Bruchgeschwulst im Verlauf der geplanten Inzision die Injektionen subfascial vorgenommen, so dass auch die Fascie und präperitoneales Gewebe unempfindlich werden. Dann folgt Infiltration des Unterhautzellgewebes im Verlauf der die Hernie umkreisenden Schnittlinie. Bleibt, wie es bei fettreicheren Personen oft vorkommt, die Haut der Schnittlinie nach längerer Zeit, 5—10 Minuten etwa, gegen Nadelstich empfindlich, so ist noch eine intrakutane Injektion hinzuzufügen. In gleicher Weise verfahren wir auch bei den Hernien der Linea alba.

Erweist sich die Deckung einer unsicheren Nahtlinie durch Fascie oder Periost als notwendig, so kann die Entnahme dieses Materiales ebenfalls unter Lokalanästhesie erfolgen. Bei sehr grossen, nicht abgrenzbaren Nabelbrüchen, die sozusagen in das Unterhautzellgewebe hineinkriechen und bei denen die Bauchpforte garnicht fühlbar ist, wenden wir die Lokalanästhesie nicht an, sie kann uns bei der Unsicherheit der Grenzen keinen sicheren Erfolg bringen, und es lässt sich, besonders bei eingeklemmten Brüchen, eine Verletzung des Inhaltes bei den Injektionen nicht immer mit Sicherheit vermeiden; hier leistet uns die Allgemeinnarkose bessere Dienste.

Bei den Leistenbrüchen schliessen wir, abgesehen von den Hernien der Kinder, nur die sog. Ueberhernien aus, weil hier die Hineinbringung des sehr häufig mit dem Bruchsack verwachsenen Bruchinhaltes in die stark verkleinerte Bauchhöhle grosse Schwierigkeiten machen kann. Die Zerrung am Mesenterium macht dem Patienten zu grosse Schmerzen, die wir durch

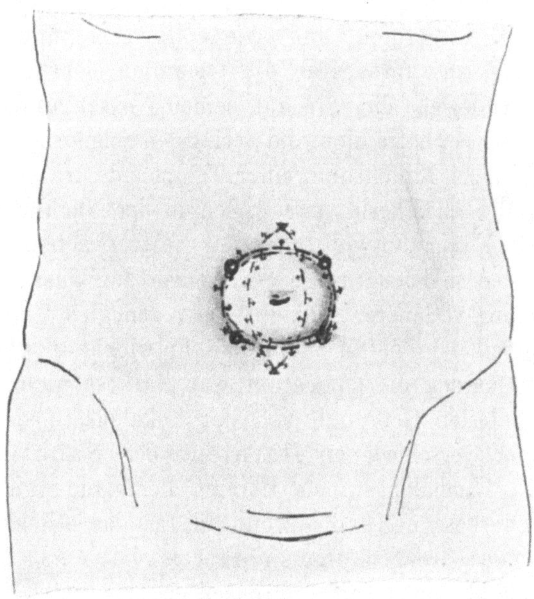

Abbildung 37.

Lokalanästhesie nicht aufheben können, und der geringste Widerstand würde die Durchführung der Operation unmöglich machen. Sonst machen wir keine Ausnahme, reponible und eingeklemmte Brüche werden unter Lokalanästhesie operiert nach Ausschaltung der für die Versorgung des Leistenkanals, des Samenstranges und der Hodenhüllen in Betracht kommenden, aus dem Plexus lumbalis stammenden Nerven.

Der N. iliohypogastricus verläuft schräg vor dem Quadratus lumborum nach unten und versorgt mit seinen beiden Endästen die Haut oberhalb des Glutaeus medius und die der untersten Bauchgegend; ausserdem entsendet er Aeste zu den Bauchmuskeln.

Der N. ilioinguinalis verläuft parallel und tiefer, tritt vorn zum Leistenkanal heraus, um einen Teil der Haut am Mons pubis und in der Leistengegend zu versorgen, er zieht auf der Vorderfläche des Samenstranges nach abwärts.

Der N. genitofemoralis geht an der vorderen Fläche des Psoas minor herunter und teilt sich in den N. spermaticus externus und lumboinguinalis; ersterer geht durch den Leistenkanal und versorgt nach seinem Austritt aus demselben, an der hinteren Seite des Samenstrangs liegend, den M. cremaster und die Tunica dartos, er kann bei starker Entwicklung den N. ilioinguinalis ersetzen; der N. lumboinguinalis tritt unter dem Lig. Pouparti zur Haut und macht die Fovea ovalis und deren nächste Umgebung sensibel (Abb. 38).

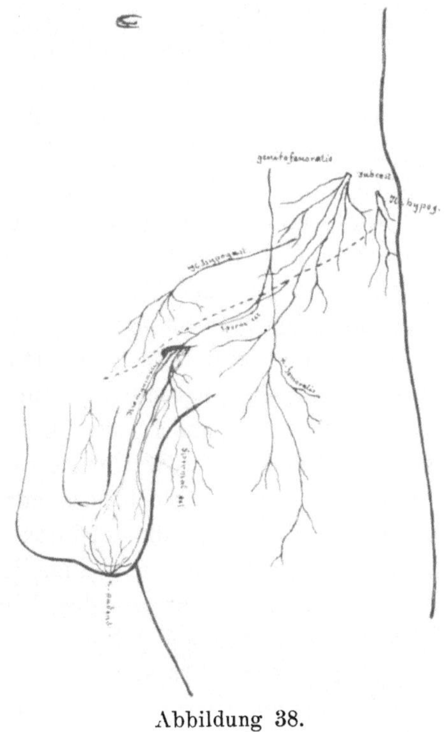

Abbildung 38.

Die Technik der Lokalanästhesie bei der Leistenbruchoperation ist von Braun mehrfach beschrieben worden; auch von anderer Seite liegen Veröffentlichungen darüber vor.

Braun infiltriert zunächst von einem 3 Finger einwärts von der Spina iliaca ant. sup. gelegenen Punkte aus in senkrechter und schräger, bis horizontaler Richtung — gegen den Darmbeinkamm zu — die zwischen dem Einstichpunkt und dem vorderen Darmbeinstachel gelegene dicke Muskelschicht. Dann folgen subfasciale, nach beiden Seiten des äusseren Leistenrings hinzielende Injektionen, bei denen die Nadel den in die Bruchpforte eingeführten Finger erreichen muss. Von einem zweiten, an der Basis des Scrotums, etwas unterhalb des äusseren Leistenringes, liegenden Punkt folgt eine subfasciale Injektion in den Leistenkanal und die Umspritzung des Samenstranges; eine rautenförmige subkutane Umspritzung des ganzen Operationsfeldes macht die Schnittlinie unempfindlich. Bei grösseren und vor dem Leistenkanal gelegenen Bruchgeschwülsten geht er von 4 Punkten aus; Punkt 1 liegt an oben beschriebener Stelle, 2 und 3 seitlich vom Bruchsackhals, 4 auf der Vorderseite des Scrotums unterhalb des unteren Schnittendes. Geht die Bruchgeschwulst tief in das Scrotum hinein, so ist es nach Brauns Ansicht ratsamer, den Punkt 4 auf die Rückseite des Scrotums zu verlegen und die ganze Scrotalhälfte mit in den Injektionsring einzuschliessen. Bei eingeklemmten Brüchen legt Braun besonderes Gewicht auf die seitliche und hintere Umspritzung des Bruchsackhalses.

Wir sind von der eben beschriebenen Injektionstechnik bei einfachen reponiblen Leistenbrüchen etwas abgewichen. Nachdem im Bruchsack vorhandener Inhalt reponiert ist, wird die Lage des äusseren Leistenringes bestimmt. Unterhalb desselben wird die Nadel eingestochen und in den Leistenkanal unter Leitung des Fingers eingeführt (Abb. 39). Nach erfolgter Injektion, die den N. ilioinguinalis gut erreicht, wird die Nadel in den Obliquus internus medial und lateral eingestochen und die so erreichbare Muskelpartie infiltriert; nachdem die Nadel aus dem Leistenkanal zurückgezogen ist, folgt die fächerförmige Infiltration des Unterhautzellgewebes. Nun wird die Nadel umgedreht und die Lösung in das unterhalb der Einstichstelle gelegene subkutane Gewebe eingespritzt. Zur besseren Erreichung des N. spermaticus externus wird der Samenstrang aus seinem Lager in die Höhe gehoben (Abb. 40), die Nadel auf der Hinterseite des Samenstranges eingestochen, ca. 5 cm weit längs des Leistenbandes heraufgeführt und nun unter langsamem Zurückziehen der Nadel die Injektion ausgeführt; wir erreichen auf diese Weise auch noch den unter dem Lig. Poupartii herziehenden N. lumboinguinalis. Wir haben diese bis an die Durchtrittsstelle dieses Nerven herangehende Injektion zugefügt, weil wir im Anfang die Beobachtung machten, dass bei sonst wohlgelungener Anästhesie die Freipräparierung des Leistenbandes hier und da Schmerzen hervorrief, die wir uns nur durch Berührung des N. lumboinguinalis erklären konnten. Die Infiltration der Schnittlinie beendet die Einspritzung. Unsere Erfolge mit dieser leicht ausführbaren Injektionsmethode sind ausgezeichnet, die Anästhesie ist eine so vollendete, dass die Loslösung und Eröffnung des Bruchsackes, seine Abtragung, und was das Wichtigste ist, auch das Zerren am Samenstrang keinerlei Schmerzen oder sonstige Störungen hervorruft. Misserfolge erlebten wir nach Ausbildung unserer Injektionstechnik nicht mehr. Injektionen in den Samenstrang selbst suchen wir, wenn irgend möglich, zu vermeiden, da die danach eintretende starke Quellung desselben die Loslösung des Bruchsackes erschwert.

Die Injektionstechnik bei eingeklemmten Brüchen ist fast die gleiche. Die Einführung der Nadel in den Leistenkanal suchen wir uns durch Herabdrücken der Bruchgeschwulst zu erleichtern, Infiltration des Unterhautzellgewebes und Injektion auf der Rückseite bleibt dieselbe. Geht der Bruch tief in den Hodensack herunter, so erfolgt von dem unterhalb des Anulus inguinalis ext. gelegenen Punkte aus eine fächerförmige Infiltration fast der ganzen Scrotalhälte. Hat die Brucheinklemmung zu einer Darmgangrän geführt, so ist zur Ausführung der Darmresektion Allgemeinnarkose meist nicht notwendig,

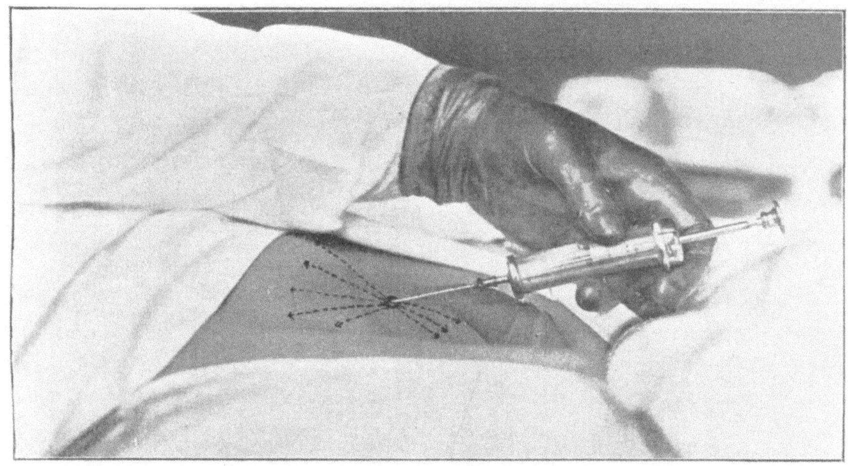

Abbildung 39.

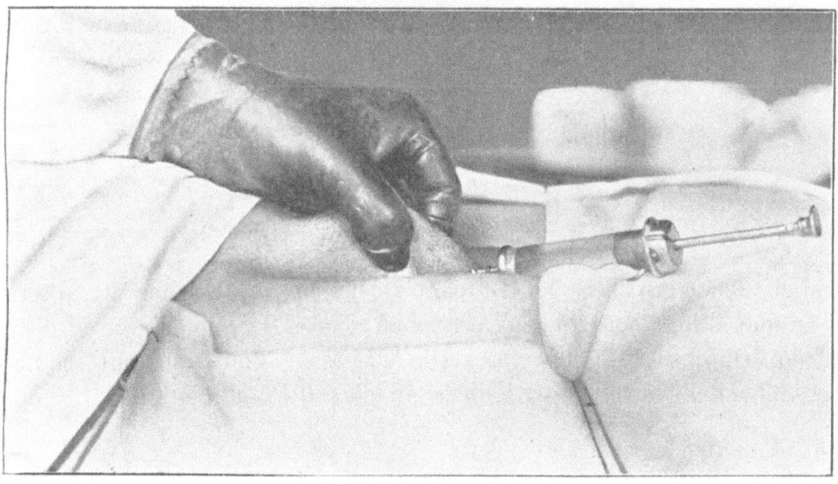

Abbildung 40.

weil die Sensibilität des Mesenteriums durch die Einklemmung stark herabgesetzt zu sein pflegt, man muss nur die weitere Entwickelung des Darmes vorsichtig, ohne grosse Zerrung am Mesenterium vornehmen. Die Inguinalhernien der Frauen werden stets bei fast gleicher Injektionstechnik unter Lokalanästhesie operiert. Die Menge der Lösung richtet sich nach der Grösse des Bruches, bei einfachen reponiblen Hernien kommen wir mit 60—70 ccm aus.

Bei den Schenkelbrüchen infiltrieren wir, ebenso wie bei den Nabelbrüchen, von verschiedenen Punkten aus den Bruchsackhals (Abb. 41) und mit Zurückziehen der Nadel die Umgebung des Bruchsackes, Vorsicht ist nur bei den lateral gelegenen Injektionen wegen in Frage kommender Verletzung der Vena femoralis geboten. Dann folgt Infiltration des Unterhautzellgewebes im Verlauf der Schnittlinie und eine Injektion in den M. pectineus, da wir

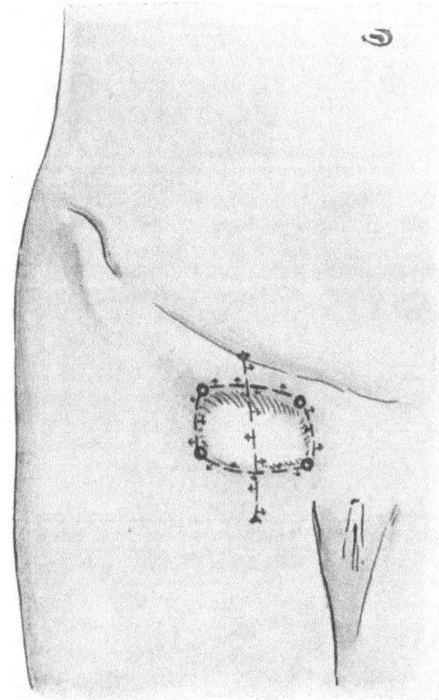

Abbildung 41.

gewöhnlich den Verschluss der Bruchpforte durch Heranziehen der Pectineusfaszie an das Lig. Poupartii zu erreichen suchen. Die Menge der Lösung beträgt im Durchschnitt 80 ccm. Die Operation kann sowohl bei Leisten- wie bei Schenkelhernien im Anschluss an die Injektion beginnen.

Urogenitaltraktus.

Ueber die Anwendungsmöglichkeit der Lokalanästhesie bei den Nierenoperationen können wir nicht urteilen, da wir diese Eingriffe bisher immer unter Allgemeinnarkose ausführten. Sie hat aber schon, wie vorliegende Mitteilungen beweisen, in einigen Fällen recht gute Dienste geleistet. Läwen konnte eine Pyelotomie ausführen nach folgendem Verfahren: Von 4 in einer dem Darmbeinkamm parallel verlaufenden bogenförmigen Linie machte er Injektionen in das retroperitoneale Gewebe; die Leitungsunterbrechung des

12. Interkostal- bis 3. Lumbalnerven wurde durch Injektion an ihren Austrittsstellen seitlich von der Interspinallinie erreicht. Das Operationsfeld wurde in ganzer Ausdehnung umspritzt; die Operation verlief schmerzlos bis auf die Luxation der Niere, bei der die Kranke über Schmerzen klagte.

Kappis redet der reinen Paravertebralanästhesie, bei der die Injektion auf den Winkel zwischen Rippe und Querfortsatz hinzielt, das Wort. Seine Operationen, Pyelo- und Nephrotomie wegen Steinniere, je eine Nephrektomie wegen Nierentumor, Tuberkulose und calculöser Pyonephrose verliefen nach Ausschaltung des 8. Dorsal- bis 2. Lumbalnerven fast schmerzlos; geringe Empfindung machte nur das Abschieben des Peritoneums. Eine Umspritzung des Operationsfeldes oder retroperitonealen Raumes hat er nicht vorgenommen, da bei richtiger Injektionstechnik alle diese Teile durch die paravertebrale Nervenunterbrechung unempfindlich waren.

Braun ist bei einer Steinniere so vorgegangen, dass er von einer dem Rand des Quadratus lumborum entsprechenden Linie die Gewebsschicht bis auf das retroperitoneale Gewebe von der 12. Rippe bis zum Darmbeinkamm infiltrierte und das Operationsfeld intramuskulär und subkutan umspritzte. Das Auslösen und Vorziehen der Niere war völlig schmerzlos, wie auch die übrige Operation; nur magere Patienten sind geeignete Objekte für dies Verfahren.

Die Sectio alta bei Erwachsenen erfordert nicht mehr die Anwendung der Allgemeinnarkose oder der Rückenmarksbetäubung, sie lässt sich unter Lokalanästhesie vollkommen schmerzlos ausführen. Nach Füllung der Blase mit 200 g Borsäurelösung wird der Patient in Beckenhochlagerung gebracht, damit Darm und Peritoneum möglichst weit zurücksinken. Nun erfolgt in der Linea alba von 2 Punkten aus, von denen der eine dicht oberhalb, der andere 5 cm über der Symphyse liegt, Infiltration des Cavum Retzii, danach wird die Muskulatur und das Unterhautzellgewebe im Bereich der in der Mittellinie verlaufenden Schnittlinie infiltriert. Die Freilegung der Blase gelingt ohne Schwierigkeiten, das Zurückschieben des Peritoneums und die Durchtrennung der Blasenmuskulatur, die nicht besonders anästhesiert wird, ruft keinerlei Schmerzen hervor; unsere Patienten haben bei Einführen mit dem Finger oder Instrument in die Blase nie über Schmerzen geklagt, so dass wir eine Anästhesierung der Blasenschleimhaut für überflüssig halten.

Genau so, wie eben beschrieben, beginnen wir Vorbereitung und Injektion bei der suprapubischen Prostatektomie, die wir stets unter Lokalanästhesie vornehmen. Die Kranken klagten früher über Schmerzen bei Auslösung der Prostata, und vor allem war ihnen die Einführung des die Drüse nach oben drückenden Fingers in das Rectum unangenehm und schmerzhaft. Seit langem schliessen wir nach der Bauchdeckeninfiltration Injektionen in das periprostatische Gewebe an, die unter Leitung des im Mastdarm liegenden Fingers ausgeführt werden. Die völlige Erschlaffung des Sphincter durch circuläre Umspritzung lässt den Finger leicht und schmerzlos in das Rektum hineingleiten. Anästhesierung der Blasenschleimhaut haben wir auch bei dieser Operation ohne nachteilige Folgen unterlassen. Es ist dies eine einfache und erfolgreiche Methode, andere Vorbereitungen durch Skopolamin, Antipyrinklystiere sind überflüssig. Die Menge der Lösung beträgt bei einfacher Sectio alta 60—70 ccm, bei der Prostatektomie etwa das Doppelte.

Die Phimose Erwachsener operieren wir unter Lokalanästhesie, indem wir nach Reclus zwischen Haut und Schleimhaut von der dorsal gelegenen Schnittrichtung infiltrieren bei Anspannung des vorderen Präputialrandes; die Phimosen der Kinder, die entzündliche Phimose und Paraphimose spalten wir im Aetherrausch.

Bei der frischen traumatischen Harnröhrenruptur ist die Lokalanästhesie infolge der meist ausgedehnten Zerreissung und Blutdurchtränkung des Gewebes nicht geeignet; dahingegen leistet sie gute Dienste bei älteren, nach Traumen oder nach Urethritis entstandenen Strikturen. Zu beiden Seiten des bis an die verengte Stelle geführten Metallkatheters wird vom oberen Dammabschnitt aus das periurethrale Gewebe des peripheren Harnröhrenabschnittes auf 2—3 cm weit infiltriert, auch die Strikturstelle selbst mit eingeschlossen. Von einem 2. weiter unten am Damm gelegenen Punkte aus erfolgt die Umspritzung im Bereich des zentralen Urethrateiles bis an die Prostata unter Leitung des im Rektum liegenden Fingers; zum Schluss folgt die Infiltration der Dammweichteile im Verlauf der in der Mitte gelegenen Schnittlinie. Die Uebersichtlichkeit über das Operationsfeld, dessen Freilegung sehr bald nach der Injektion vorgenommen werden kann, wird durch die Anämie der Gewebe wesentlich erleichtert. Die Menge der Lösung beträgt etwa 70—80 ccm. Eine besondere Anästhesierung der Harnröhre ist nach unseren Erfahrungen nicht notwendig.

Die Exstirpation des Hodens kann mit gutem Erfolg unter Lokalanästhesie vorgenommen werden. Die Injektion beginnt mit gründlicher Durchtränkung des Samenstranges unterhalb des äusseren Leistenringes, weil auf diese Weise die an den Hodensack hinüberziehenden Nerven am vollkommensten betroffen werden, danach wird in breiter Ausdehnung im Verlauf der Schnittlinie die betreffende Scrotalhälfte infiltriert; bei sehr empfindlichen Patienten ist es ratsam, im oberen und unteren Teil der Raphe eine Einspritzung vorzunehmen. Sind Fisteln vorhanden, so hat sich die Anlage der Scrotalinfiltration nach ihnen zu richten. Die Kastration gelingt bei solchem Vorgehen ohne Schmerzen, Drainage ist zur Verhütung einer Hämatombildung indiziert.

In ganz ähnlicher Weise verfahren wir bei der Hydrocelenoperation. Hier fallen nur die in der Raphe angelegten Injektionen weg, dafür wird nach Ablassen der Flüssigkeit eine mässige Menge der Lösung in den Hydrocelenraum hineingebracht. Wartet man kurze Zeit, 10 Minuten etwa, mit dem Beginn der Operation, so verläuft die Entfernung der Hodenhüllen gänzlich schmerzlos. Braun fügt noch eine subkutane Umspritzung des ganzen Scrotums nebst Penis an seinem Ansatz hinzu; wir sind auch ohne diese ausgekommen.

After und Mastdarm.

Fissuren am Anus und Hämorrhoiden sind besonders geeignete Objekte für die Lokalanästhesie. Da wir bei ersteren immer eine energische Dehnung des Sphincter vornehmen, so muss die Injektionstechnik die gleiche sein wie bei die Hämorrhoidenoperation, die in Unterbindung oder Kauterisation der Knoten besteht. Unsere Technik weicht von der Braunschen nicht ab. Von 4 Punkten aus, die 2 cm weit oben, unten und seitlich von der Anusöffnung gelegen sind, wird die Nadel unter Leitung des in den Analring eingeführten Fingers durch Haut und Sphincter soweit vorgestossen, bis sie die oberhalb des Analringes liegende Fingerspitze unter der Schleimhaut des Rektums berührt (Abb. 42). Zum Schluss folgt die subkutane circuläre Infiltration der Analöffnung.

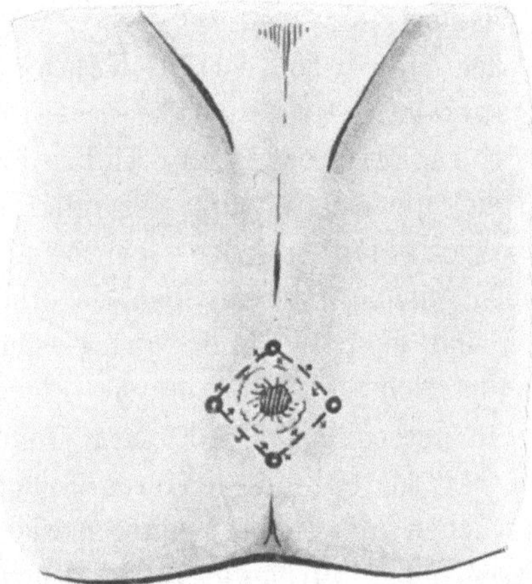

Abbildung 42.

Die so erzielte Anästhesie reicht zur Operation unkomplizierter Rektalfisteln aus. Die Menge der Lösung beträgt 60—70 ccm. Am Rektum wird sich die Anwendung der Lokalanästhesie noch weiter ausbauen lassen; die Entfernung tiefsitzender Rektumkarzinome mit Steissbeinresektion ist uns unter lokaler Betäubung sehr gut gelungen, auch die Freilegung und Kauterisation eines 10 cm oberhalb des Anus gelegenen Geschwürs.

Wir beginnen mit der Infiltration der nach aussen liegenden Weichteile vom hinteren Analrand über das Steissbein hinaus bis zur Mitte des Kreuzbeins; dann wird, gleich wie bei der Hämorrhoidenoperation, von 4 Einstichpunkten aus die Nadel an der Aussenwand des Darmes entlang unter Leitung des Fingers weit nach oben über den Tumor hinausgeführt und so das Rektum circulär umspritzt, auch der Analring circulär infiltriert. Die Anästhesie tritt nach kurzer Zeit — 5 Minuten etwa — ein und ist so vollkommen, dass auch die weit heraufgehende Auslösung des Rektums keinerlei Schmerzen hervorruft, die Blutung ist dabei wesentlich geringer als bei der Allgemeinnarkose.

Untere Extremität.

Braun hat auch am Bein experimentelle Untersuchungen angestellt, über die Möglichkeit der Leitungsunterbrechung grösserer Nervenstämme der unteren Extremität, er ist aber zu befriedigenden Resultaten nicht gekommen, hat seinen Versuch vielmehr zugunsten der Lumbalanästhesie aufgegeben. Läwen hat dann diesen Weg weiter verfolgt, und er ist soweit gekommen, nach Ausschaltung der das Bein sensibel versorgenden Nerven grössere Operationen an ihm ausführen zu können, er hat aber die Anwendung hoher Novocaindosen zur Erreichung seines Zieles nötig gehabt, hat auch in manchen Fällen die Extraduralanästhesie zur Hilfe nehmen müssen. Seine Methoden sind nicht so einfach, als dass sie weitere Verbreitung hätten finden können. Und doch kann man auch am Bein durch Kombination von Leitungsunterbrechung, Umspritzung des Extremitätenquerschnittes, Infiltration des Unterhautzellgewebes und der Schnittlinie volle Anästhesie erzielen, die die Ausführung fast aller in Betracht kommenden Operationen gestattet. Auch hier möchte ich vor der Schilderung der einzelnen Injektionsmethoden einen anatomischen Ueberblick über den Ursprung und Verlauf der Nerven und die von ihnen innervierten Gebiete geben.

In die Versorgung des Beines teilen sich der Plexus lumbalis und sacralis. Ersterer entsteht aus den drei oberen und einem Teile des 4. Lumbalnerven, er verläuft zwischen der vorderen und hinteren Schicht des M. psoas major. Seine oberen Zweige brauchen hier nicht weiter berücksichtigt zu werden, die vom Lumboinguinalis versorgte Hautpartie in der Umgebung der Fovea ovalis lässt sich leicht durch Infiltration anästhesieren.

Von den übrigen Aesten sind von Wichtigkeit der N. cutaneus femoris lateralis (Abb. 43), der dicht neben der Spina iliaca anterior unter dem Leistenbruch hervortritt und die Haut an der lateralen Seite des Oberschenkels versorgt.

Der N. femoralis passiert die Lacuna musculorum, um sich in der Fossa iliopectinea lateral an der Arterie in seine Zweige aufzuteilen.

Mit diesen innerviert er die gesamte Streckmuskulatur des Oberschenkels: ausserdem versorgt er als N. cutaneus femoris anterior die Vorderseite und als cutaneus femoris med. (oder N. saphenus minor) die Innenseite des Oberschenkels.

Beide Nerven durchbohren die Fascie ziemlich hoch oben. Ferner entsendet er sensible Zweige zur Kapsel des Hüft- und Kniegelenkes.

Einen guten Ueberblick über die sensible Versorgung der Kapseln der verschiedenen Gelenke geben die dem Hasseschen Buche entnommenen Abbildungen (Abb. 44). Der längste Zweig des N. femoralis ist der N. saphenus major (Abb. 45). Er verläuft lateral vor und schliesslich medial von der Arterie, um sich am Eintritt in den Adduktorenschlitz von ihr zu trennen. Er geht dann in der Regel um die Sehne des M. sartorius und gelangt schliesslich zur Haut an der medialen Seite des Knies, um die Innenseite des

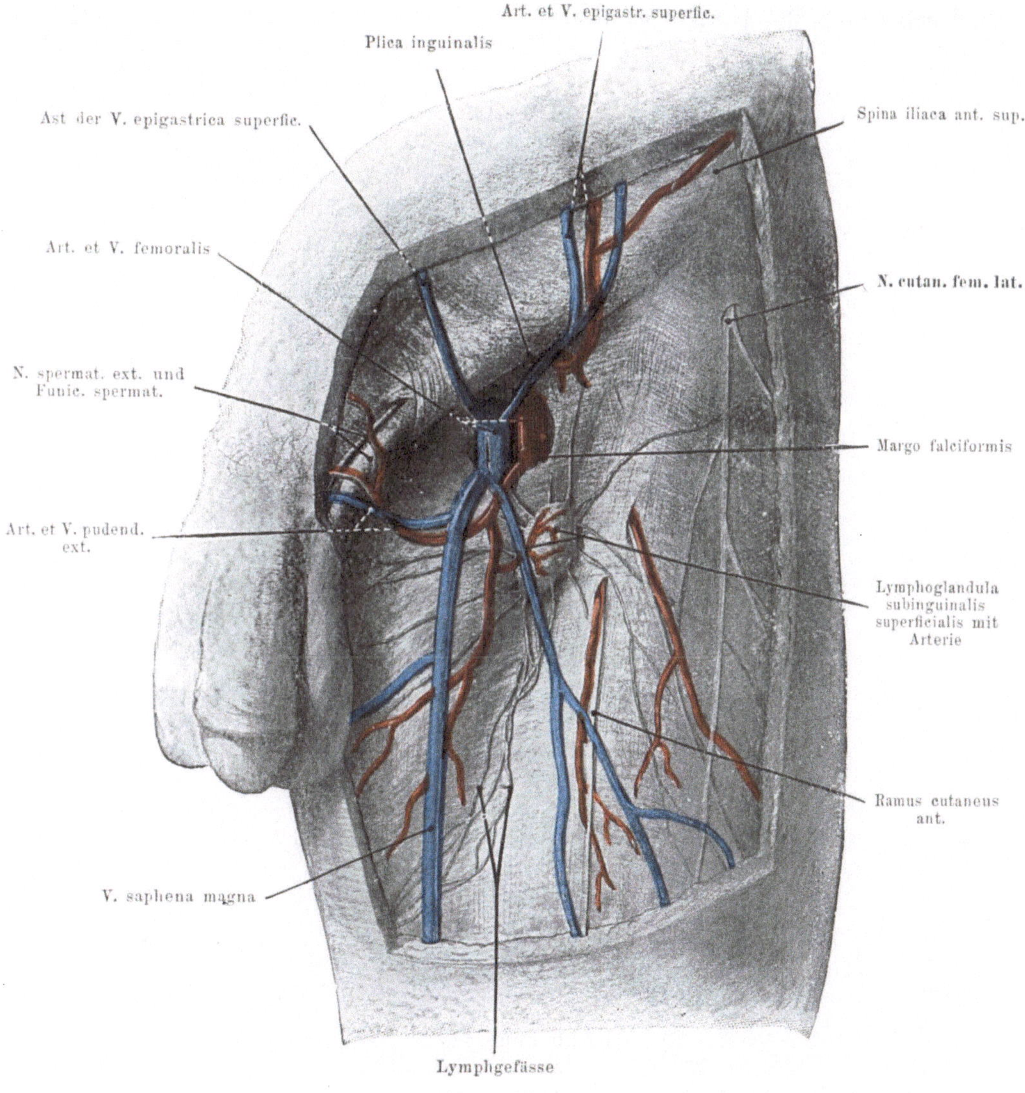

Abbildung 43.

Unterschenkels, manchmal auch den Grosszehenrand des Fusses zu versorgen. Am Knie gibt er einen feinen Zweig zur Kapsel des Gelenkes ab.

Der N. obturatorius, der letzte Ast des Plexus lumbalis, verläuft mit der gleichnamigen Arterie und Vene unter der Linea terminalis zur oberen Ecke des Foramen obturatum, durch welches er hindurchtritt.

Er versorgt die Adduktorengruppe des Oberschenkels und den M. obturator externus mit motorischen Zweigen und schickt zwischen oberem und mittlerem Drittel einen Hautast zur Innenseite des Oberschenkels; ausserdem versorgt er den vorderen medialen Teil der Hüftgelenkkapsel.

Der Plexus sacralis entsteht aus einem Teil des 4., dem ganzen 5. Lumbal- und den ersten 3—4 Sakralnerven.

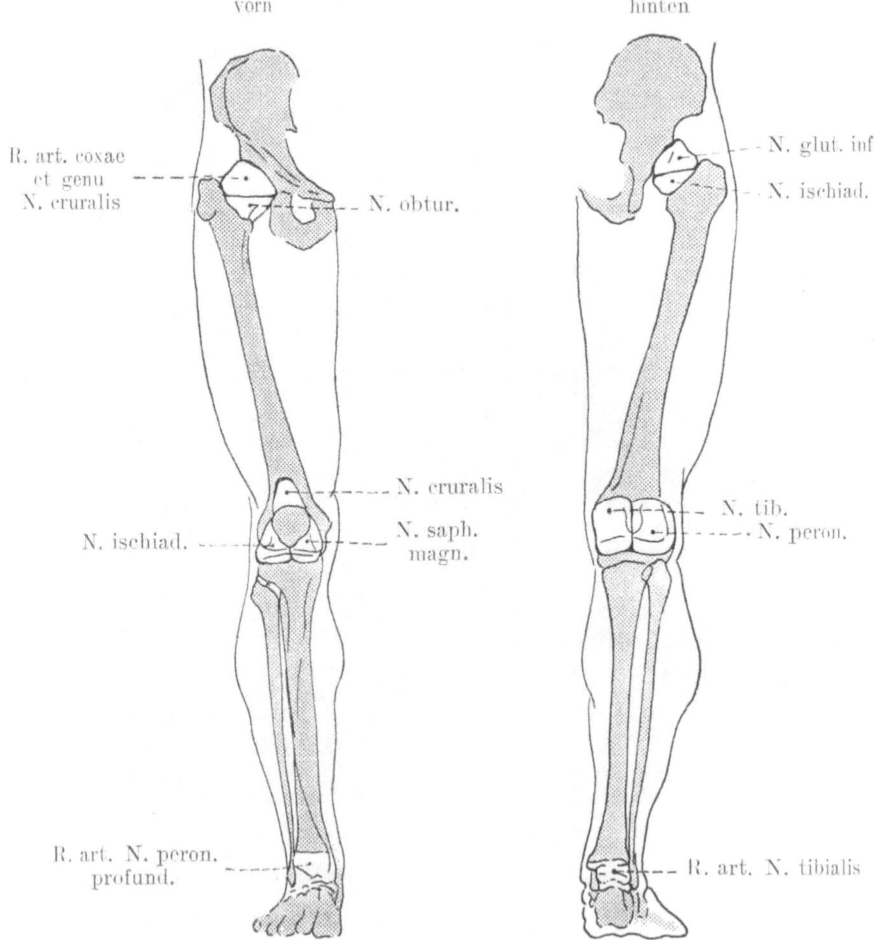

Abbildung 44.

Innerhalb des Beckens entspringen Zweige für Blase, Mastdarm und innere Genitalien, sowie Muskeläste für M. piriformis, obturator internus und schliesslich für den Levator ani. Die Aeste, die das Becken verlassen, teilen sich in kurze und lange. Von ersteren geht der N. glutaeus superior durch das Foramen suprapiriforme zum M. glutaeus medius und minimus sowie zum Tensor fasciae latae.

Der N. glutaeus inferior verlässt das Becken durch das Foramen infra-

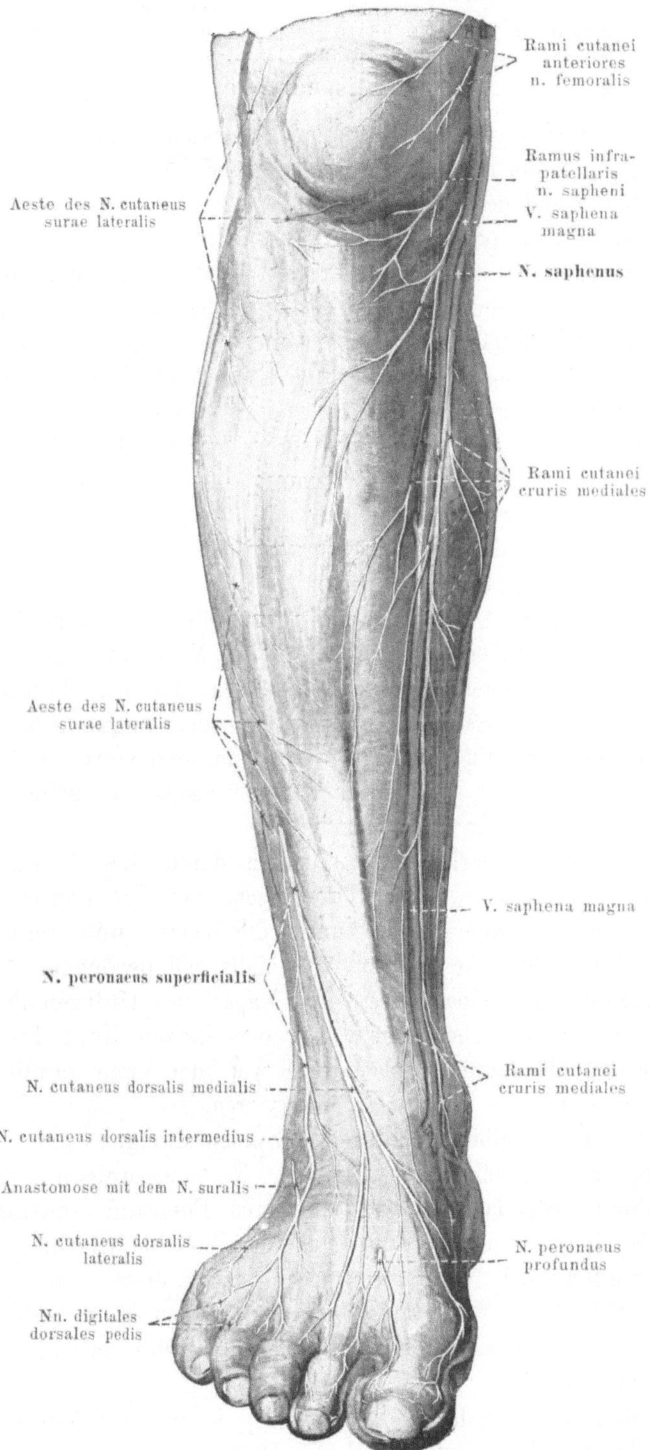

Abbildung 45.

piriforme, gibt einen feinen Zweig ab zur Hinterseite der Hüftgelenkkapsel und versorgt schliesslich den M. glutaeus maximus.

Der N. pudendus geht ebenfalls durch das Foramen infrapiriforme zum Becken heraus, läuft um die Spina ischiadica aussen herum und tritt durch das Foramen ischiadicum minus zum Becken wieder hinein. Er verläuft dort an der lateralen Wand des Cavum ischio-rectale nach vorn, um mit seinem Endast, dem N. dorsalis penis bzw. clitoridis, die Haut des Penis oder der Clitoris zu versorgen. Unterwegs gibt er den N. perforans lig. tuberoso-sacri zum medialen Teil der Gesässhaut, den N. haemorrhoidalis inferior zum Sphincter ani und die benachbarte Haut, und den N. perinaei zur Haut des Dammes und des Scrotums bzw. der grossen Schamlippen. Dieser letzte Nerv verläuft dicht unter der Haut nach vorn zwischen M. bulbocavernosus und ischiocavernosus; er versorgt motorisch sämtliche Muskeln des Dammes ausser Levator ani und Transversus perinei profundus und gibt ausserdem einen sensiblen Zweig zur Harnröhre ab.

Die langen Aeste des Plexus sacralis sind der N. cutaneus femoris post. und der N. ischiadicus (Abb. 46).

Ersterer tritt durch das Foramen infrapiriforme unter den Glutaeus maximus, an dessen unterem Rande er in der Mitte zwischen Tuber ischii und Trochanter zum Vorschein kommt. Er schickt die Nn. clunium inferiores zur Haut des unteren Gesässteiles, den N. pudendus longus zum Damm und Scrotum, wo er mit dem Pudendus communis anastomosiert, und schliesslich die Nn. cutanei post. zur Haut des Oberschenkels an seine Hinterseite, manchmal sogar bis hinunter zur Wade.

Der N. ischiadicus verlässt das Becken durch das Foramen infrapiriforme, tritt in der Mitte zwischen Tuber ischii und Trochanter unter dem Rande des Glutaeus maximus hervor unter die Beuger und teilt sich höher oder tiefer in seine beiden Aeste, den N. tibialis und peronaeus.

Der Ischiadicus gibt einen Zweig zur Kapsel des Hüftgelenkes, versorgt sämtliche Beuger des Oberschenkels, ausser dem kurzen Kopf des Biceps und passiert die Kniekehle hinten und lateral von der Vena poplitea, um am Unterschenkel ebenfalls die Beuger zu innervieren.

In der Kniekehle gibt er ausser sensiblen Zweigen zum Gelenk den N. suralis ab, der gemeinsam mit dem N. communicans peronaei als N. cutaneus dorsi pedis lateralis den äusseren Fussrand sensibel versorgt. Der N. suralis liegt oben in oder auf der Sehne zwischen den beiden Gastrocnemiusköpfen und durchbohrt die Fascie etwa am Anfange der Achillessehne (Abb. 47). Von dem Nerven, der den M. popliteus versorgt, verläuft ein feiner sensibler Zweig auf der Hinterseite des Lig. interosseum zum Talo-Fibulargelenk.

Der N. plantaris medialis, der eine der beiden Endäste des Tibialis, versorgt den kurzen Zehenbeuger und die Muskulatur des Grosszehenballens, mit Ausnahme des Adductors, sensibel den medialen Rand der Grosszehe und

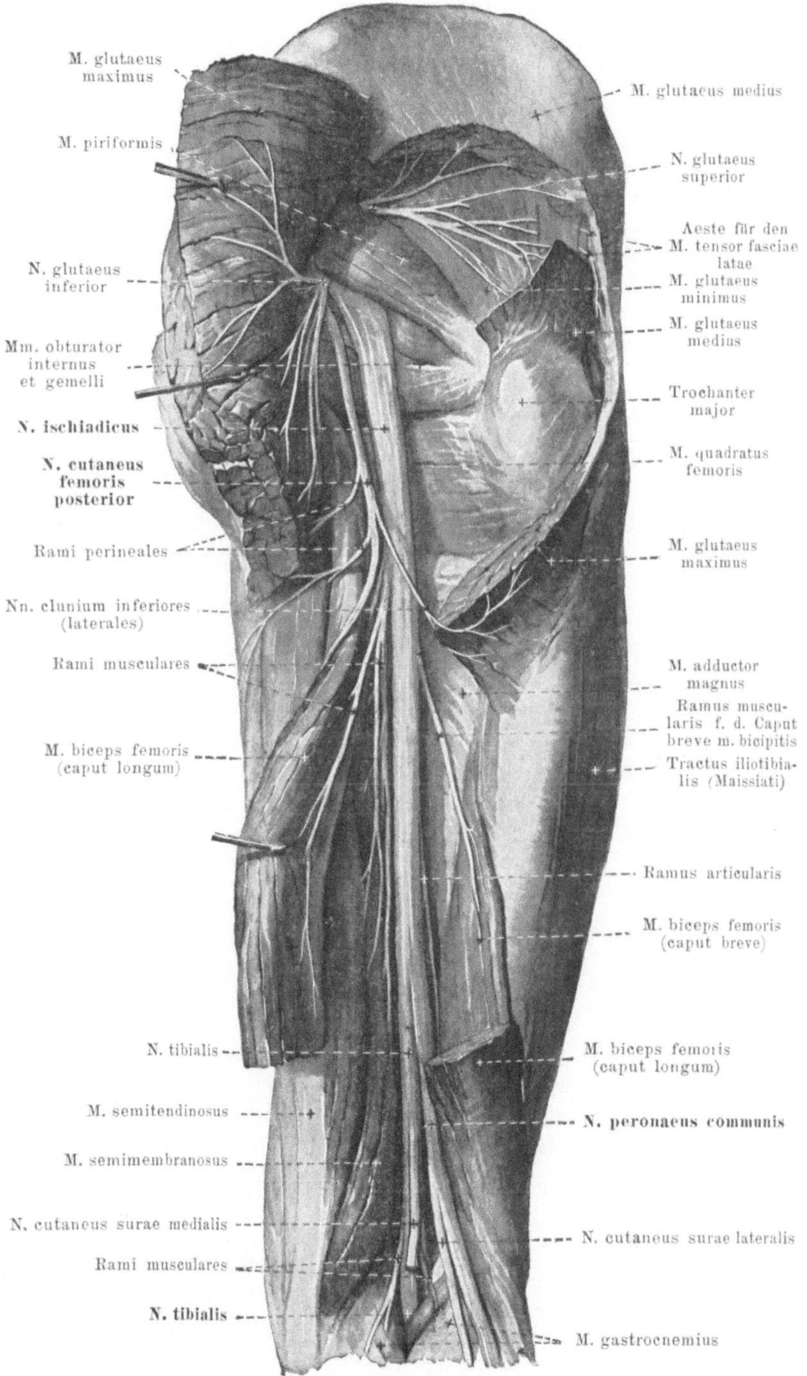

Abbildung 46.

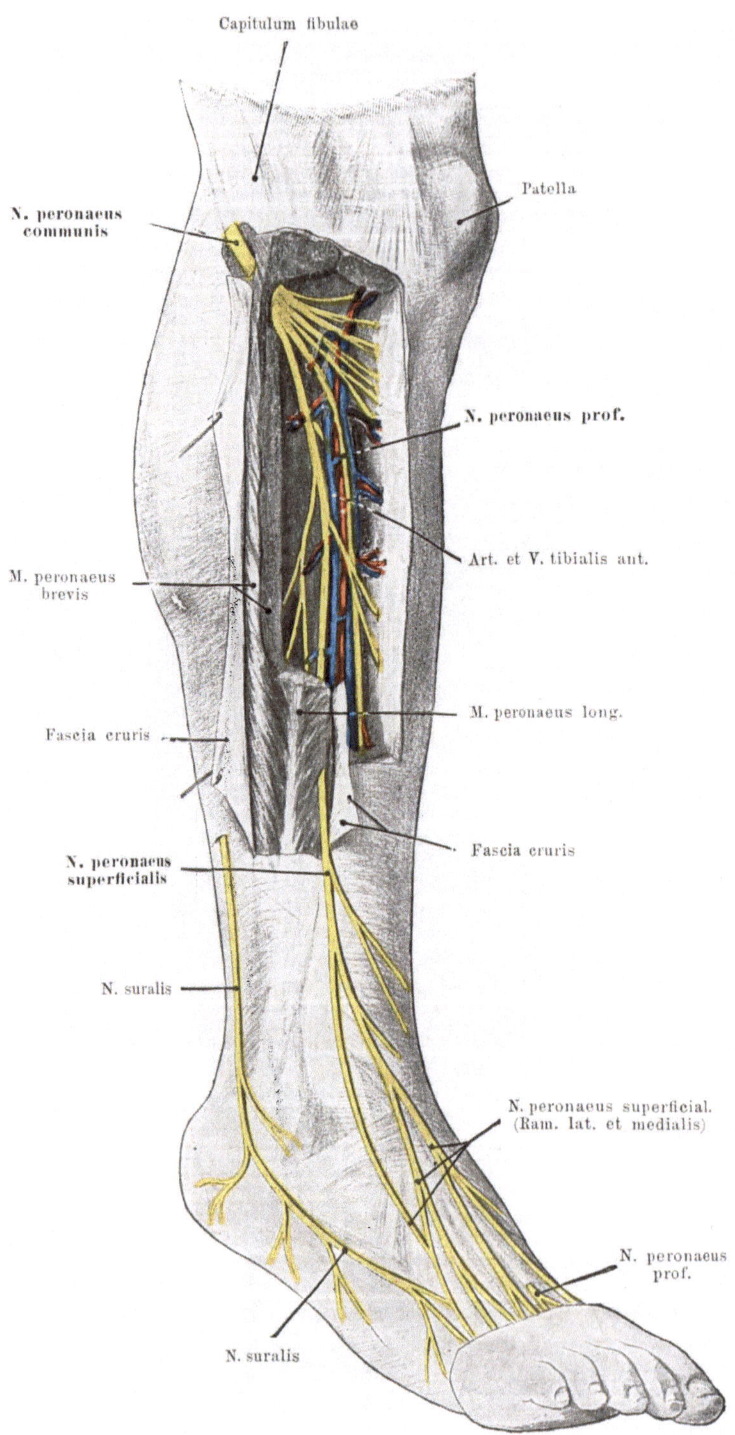

Abbildung 47.

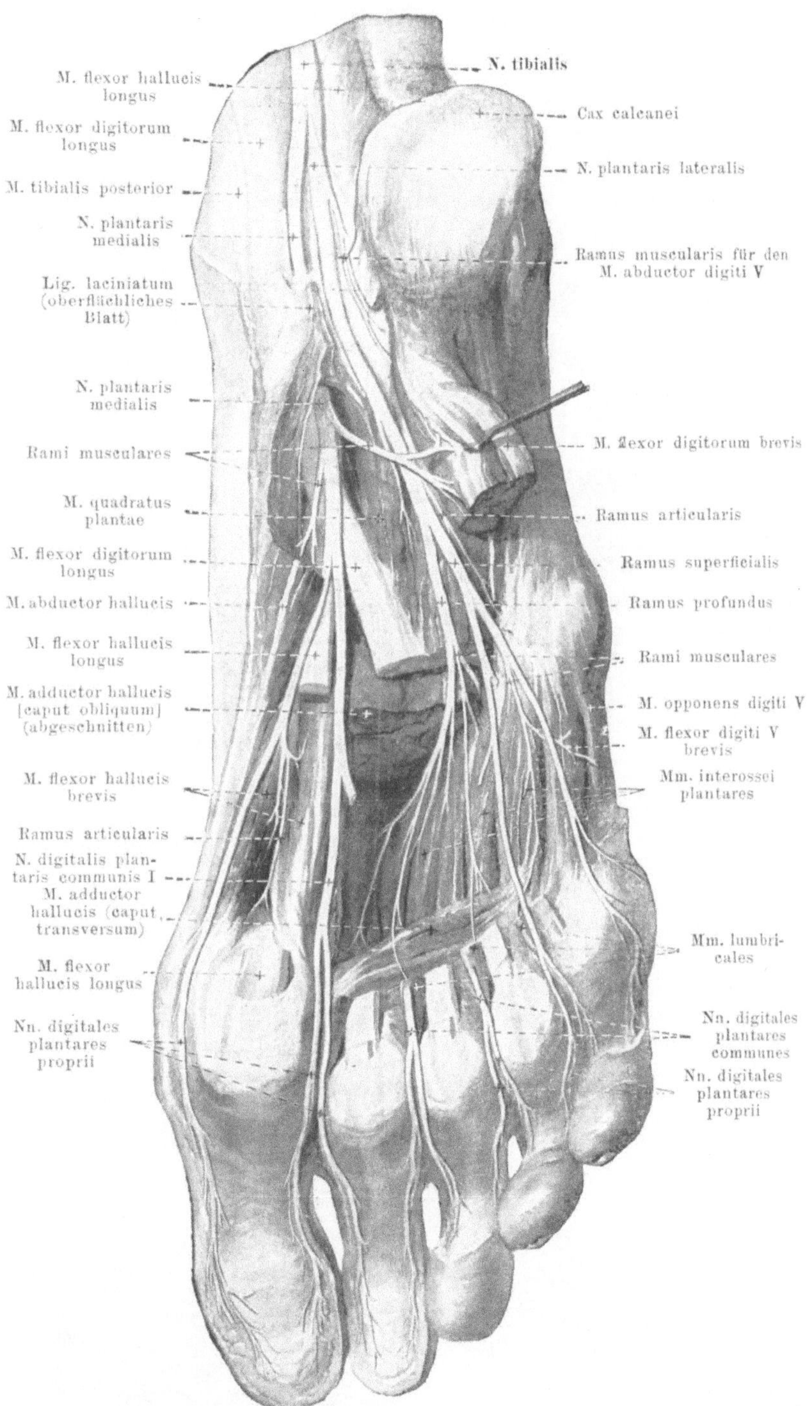

Abbildung 48.

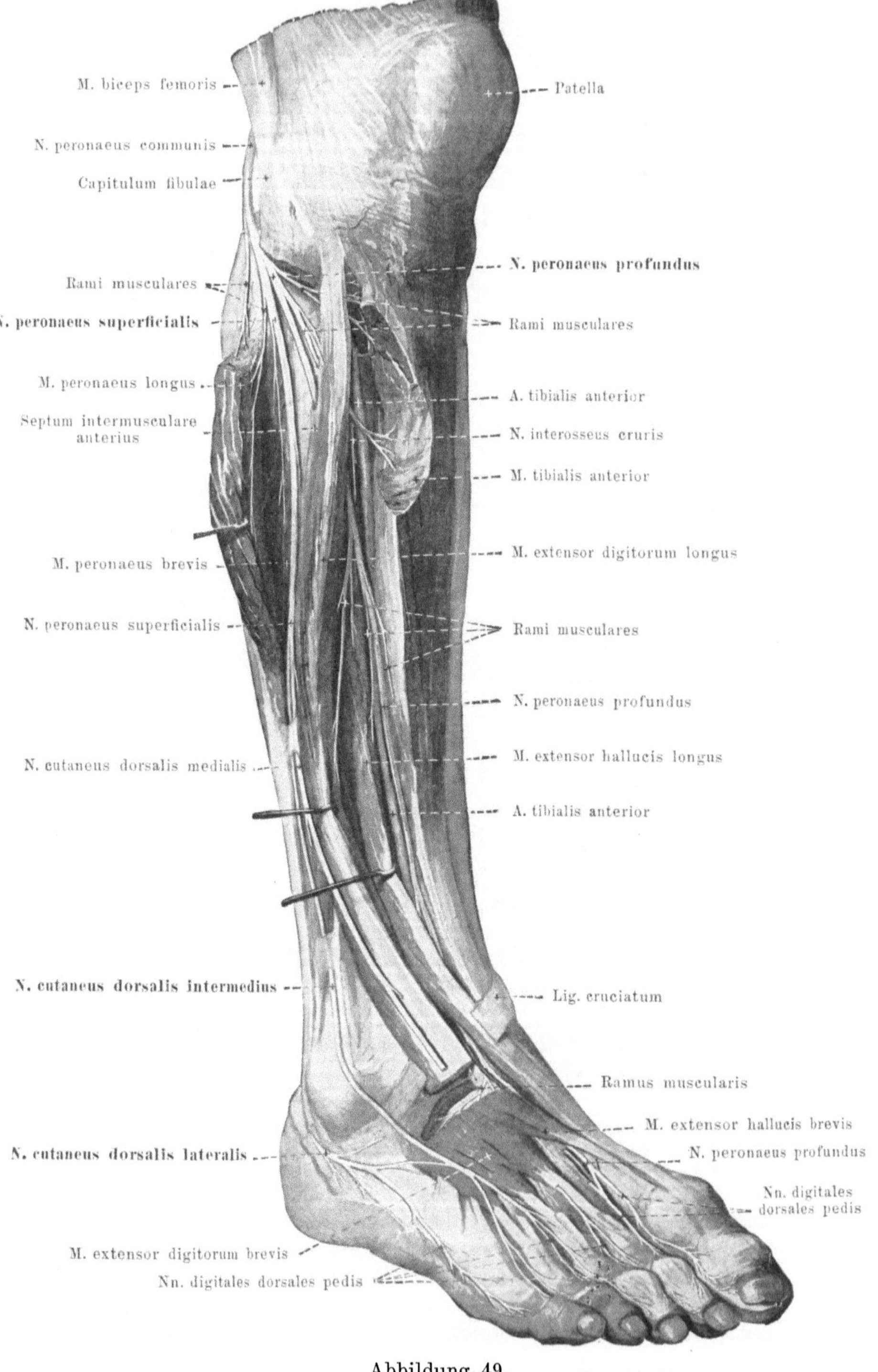

Abbildung 49.

die einander zugekehrten Seiten der zweiten bis vierten Zehe. Auch der vordere Teil der Fusssohle erhält von ihm sensible Fasern (Abb. 48).

Der N. plantaris lateralis versorgt schliesslich die 5. Zehe und den Rest der 4. und innerviert von Haut und Muskulatur der Fusssohle, was der N. plantaris med. übrig gelassen hat.

Der N. peronaeus verläuft mit dem M. biceps nach unten, geht um das Collum fibulare herum, durchbohrt den M. peronaeus longus und spaltet sich in 2 Aeste, den N. peronaeus profundus und superficialis (Abb. 49).

Er innerviert den kurzen Kopf des Biceps, gibt 2 Zweige zur Kapsel des Kniegelenks ab, entsendet den N. communicans peronaei zum N. suralis und den N. cutaneus cruris lateralis zu dessen Aussenseite.

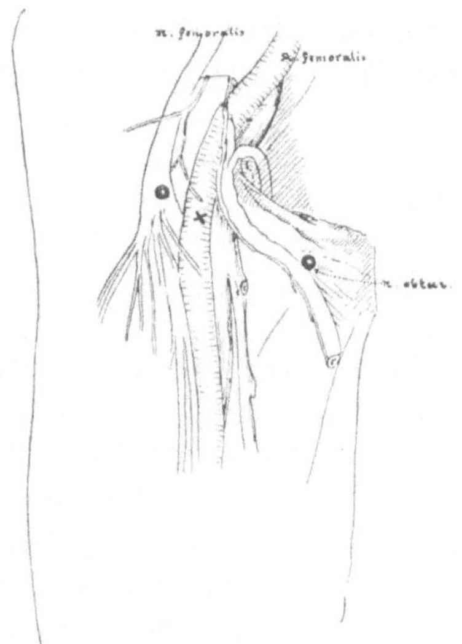

Abbildung 50.

Der N. peronaeus superficialis innerviert die Mm. peronaei, verläuft dann zwischen diesen Muskeln und dem Extensor digit. longus nach unten, durchbohrt die Fascie im unteren Drittel und teilt sich in den N. cutaneus dorsi pedis medius für den medialen Rand der Grosszehe und die einander zugekehrten Ränder der 2. und 3. Zehe und den N. cutaneus dorsi pedis intermedius für die Ränder der 3.—5. Zehe.

Der N. peronaeus profundus versorgt schliesslich, indem er vor dem Lig. interosseum verläuft, sämtliche Extensoren, gibt Zweige ab für die Muskeln des Fussrückens und versorgt endlich mit einem Hautast die einander zugekehrten Ränder der 1. und 2. Zehe. Bei Operationen am Oberschenkel müssen also in ihrer Leitung unterbrochen werden der N. obturatorius, der N. femoralis, der N. cutaneus femoris lateralis, der N. ischiadicus und der N. cutaneus femoris posterior.

Den N. obturatorius können wir treffen, wenn wir 1 cm lateral vom

Tuberculum ossis pubis die Nadel mit leicht nach innen gerichteter Spitze durch den Pectineus 4—5 cm weit in die Tiefe führen (Abb. 50). Erfolgt bei dieser Lage der Nadel die Injektion, so muss die Lösung in die nächste Nähe des Nerven gelangen. Die Unterbrechung seines Stammes haben wir aber gar nicht nötig, wir erreichen seine Endäste sicher durch die Tiefenumspritzung.

Zur Erreichung des N. femoralis sind wir in gleicher Weise vorgegangen wie Läwen. Nachdem die Arteria femoralis unterhalb des Lig. Pouparti mit den Fingern der linken Hand fixiert ist, wird die Nadel 1 cm lateral vom Gefäss eingestochen, nach Durchbohrung der Fascie 1 cm weiter in die Tiefe geführt und nun die Injektion vorgenommen (Abb. 50). Auf diese Weise bringen wir die Lösung in unmittelbare Nähe des Nerven oder können ihn auch selbst treffen.

Der N. cutaneus femoris lateralis ist zu erreichen, wenn wir 3 cm nach innen-unten von der Spina iliaca ant. sup. subfascial und subkutan injizieren.

Dass die Ausschaltung dieser beiden Nerven zur Entnahme Thierschscher Lappen in Anwendung kommen kann, ist bereits oben erwähnt.

Das Schwierigste bleibt nun die Unterbrechung des tief liegenden N. ischiadicus. Wir haben ihn, da die geringe Konzentration unserer Lösung das Hineinbringen grösserer Flüssigkeitsmengen gestattet, nach der von Lange empfohlenen Injektionsmethode zu erreichen gesucht. Wir bestimmen die Lage des Trochanter major und des Tuber ischii und führen nun genau in der Mitte dieser Linie die Nadel 6—7 cm weit in die Tiefe. Nicht selten wird dabei ein in das Bein ausstrahlender Schmerz vom Patienten angegeben, ein Zeichen, dass wir den Nerv erreicht haben müssen. Nach hier erfolgter Einspritzung wird nun unter weiterem Vorschieben und Zurückziehen der Nadel die ganze Umgebung des Nerven, d. h. die unter und über ihm liegende Muskulatur, infiltriert. Richten wir bei diesen Injektionen die Spitze der Nadel etwas lateral, so müssen wir auch den oberflächlich gelegenen N. cutaneus femoris posterior treffen.

Bei der Amputatio femoris gestaltet sich also die Injektionstechnik folgendermassen: In Bauchlage des Patienten erfolgt perineurale Injektion des N. ischiadicus, in danach eingenommener Rückenlage die des N. femoralis in eben beschriebener Weise. Nun folgt gut handbreit oberhalb der Amputationsstelle — man richtet sich dabei nach der Grösse des Hautlappens — die Umspritzung des Extremitätenquerschnitts, bei der sich die bei mageren Leuten leicht fühlbaren Gefässe unschwer vermeiden lassen, dann in gleicher Höhe die circuläre Infiltration des Unterhautzellgewebes. Die Schnittlinie wird besonders infiltriert. Bei dieser Operation empfiehlt sich die Verlängerung der Wartezeit bis 30 Minuten, in der die Lösung in genügender Weise auf die starken Nervenstämme einwirken kann; die Durchtrennung der Nerven, des Knochens und das Abschieben des Periosts erfolgt dann ohne Schmerzen. Bei den Amputationen an der unteren Extremität empfiehlt sich die Anlegung des

Schlauches zur Vermeidung der Blutung, bei allen übrigen Operationen können wir ihn entbehren. Die Menge der Lösung beträgt ca. 250 ccm, davon 50 ccm an den Ischiadicus, 20 ccm an den Femoralis, 80 ccm zur Umpritzung des Extremitäten-Querschnittes, 60 ccm für das Unterhautzellgewebe, 40 ccm für die Schnittlinie.

Die Resektion der Hüfte nach v. Langenbeck ist uns unter Lokalanästhesie gelungen; der N. femoralis wird in Rückenlage, der N. ischiadicus in starker Seitenlage, in der Patient während der Operation bleibt, perineural umspritzt. Diese Injektionen in die Nähe der grossen Nerven sind bei dieser Operation nicht unbedingt notwendig, sie dienen nur zur Unterstützung der Gewebsinfiltration. Zunächst gilt es, die Kapsel, deren Versorgung wir bereits kennen gelernt haben, unempfindlich zu machen; wir führen dazu, vom Trochanter major ausgehend, die Nadel auf der Vorder- und Rückseite längs des Schenkelhalses soweit wie möglich nach dem Gelenk herauf und injizieren beim Zurückziehen der Nadel. Sodann folgt oberhalb der Schnittlinie eine querverlaufende Infiltration des Unterhautzellgewebes zur Ausschaltung der Nn. clunium superiores, danach die das Unterhautzellgewebe und die Muskulatur durchsetzende, bis auf den Knochen gehende, breit angelegte Infiltration im Verlaufe der Schnittlinie, die noch besonders subkutan infiltriert wird. Den Schluss bildet die 15 cm unterhalb des Trochanter vorzunehmende Infiltration des Querschnittes und Unterhautzellgewebes, zu der uns die gleichen Gründe, die wir schon bei der Resektion des Schultergelenks anführten, veranlasst haben. Die Durchtrennung der Muskeln bewirkt keine Schmerzen, ebensowenig die Ablösung des Periosts, die Eröffnung und Entfernung der Gelenkkapsel. Unangenehm empfunden wird nur das starke Herüberhebeln des Beines zur Luxation des Kopfes, Schmerzen bestehen dabei aber nicht. Die Menge der Lösung beträgt bis zu 300 ccm, da die Weichteilinfiltration in breiter Ausdehnung und gründlich vorgenommen werden muss; man braucht nicht länger als 10 Minuten mit dem Beginn der Operation zu warten.

Auch die Exartikulation der Hüfte oder die Naht von Frakturen im Bereiche des Schenkelhalses könnte nach diesem Vorgehen unter Lokalanästhesie ausgeführt werden.

Die Operationen an Knie und Unterschenkel erfordern die Leitungsunterbrechung des N. tibialis, des N. peronaeus, des N. saphenus major.

Den N. tibialis treffen wir in der vom Biceps, Semitendinosus und Semimembranosus einerseits und den Gastrocnemiusköpfen andererseits gebildeten Raute; wir stechen die Nadel genau in ihrer Mitte ein und führen sie 2 bis $2^1/_2$ cm in die Tiefe; auf diese Weise müssen wir in nächste Nähe des Tibialis kommen, können dabei auch noch die Nn. surales mit ausschalten.

Den N. peronaeus erreicht man am leichtesten bei gebeugtem Knie hinter der Bicepssehne oder bei Operationen am Unterschenkel unmittelbar unterhalb des Capitulum fibulae, um das er herumläuft, den N. saphenus major an der Innenseite des Unterschenkels in Höhe der Tuberositas tibiae.

Die Anästhesie zur Kniegelenksresektion nach Volkmann erreichen wir danach auf folgende Weise: Perineurale Injektion des N. tibialis und N. pero-

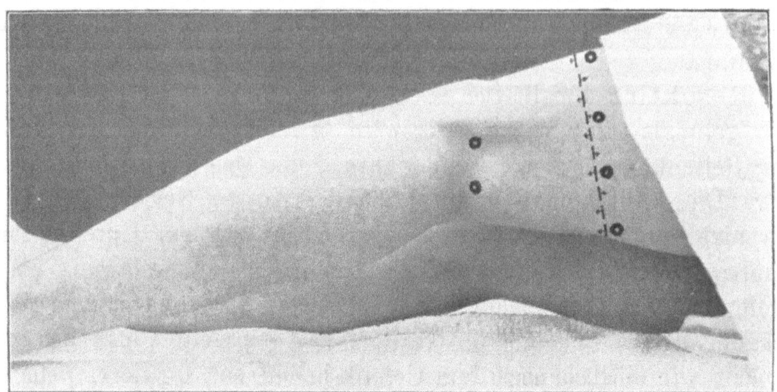

Abbildung 51.

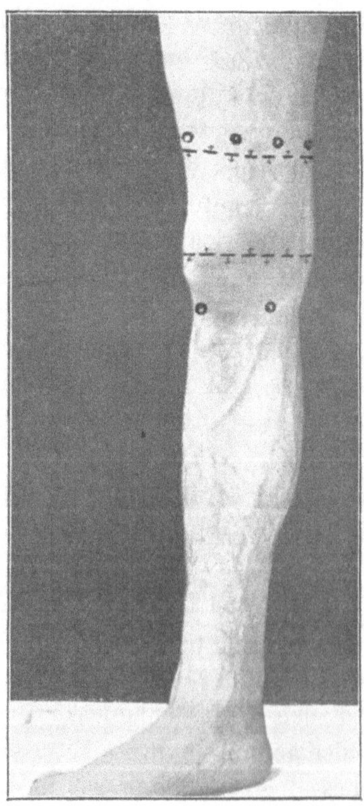

Abbildung 52.

nacus (Abb. 51), dadurch werden auch die zur Kapsel gehenden Zweige ausgeschaltet, Umspritzung des Extremitätenquerschnittes und des Unterhautzellgewebes handbreit über dem Kniegelenk, in dessen Höhle eine Einspritzung erfolgt (Abb. 52).

Injektionen auf die dem Gelenk benachbarten Teile der Tibia und die Infiltration der quer über das Gelenk laufenden Schnittlinie, bei der auch das Periost der Patella berücksichtigt wird, machen den Schluss. Menge der Lösung ca. 270 ccm, davon 30 ccm an den Tibialis, 20 ccm an den Peronaeus, 20 ccm ins Gelenk, 30 ccm auf die Tibia, 80 ccm zur Querschnittumspritzung, 50 ccm für das Unterhautzellgewebe und 40 ccm für die Schnittlinie.

Die Anästhesie tritt schon nach kurzer Zeit, 5—10 Minuten, ein, sie ist eine so vollkommene, dass wir selbst bei einem Knaben die Resektion unter ihr vornehmen konnten; bei dem kindlichen Bein war nicht einmal die Hälfte der Lösung notwendig.

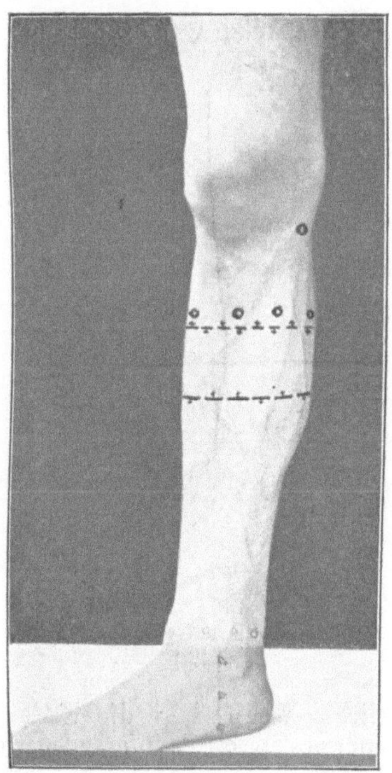

Abbildung 53.

In gleicher Weise müsste die Injektion ausgeführt werden bei der Amputation nach Gritti und bei der Exartikulation im Kniegelenk; bei beiden Operationen ist die Anlegung des Schlauches nicht notwendig, da die grossen Gefässe ohne Mühe vor ihrer Durchschneidung unterbunden werden können.

Die Amputatio cruris erfordert folgende Injektionsmethode: Perineurale Injektion des Tibialis in der Kniekehle, des Peronaeus unterhalb des Fibulaköpfchens (s. Abb. 51), des Saphenus major, dessen Stammunterbrechung nicht unbedingt notwendig ist, an der Innenseite des Unterschenkels; Umspritzung des Extremitätenquerschnittes, wobei wir nochmals den Tibialis und den Peronaeus profundus treffen, Infiltration des Unterhautzellgewebes handbreit oberhalb der Schnittlinie und schliesslich subkutane Infiltration dieser selbst (Abb. 53). Die Anästhesie tritt nach 15 Minuten, oft auch eher, ein, die Amputation vollzieht sich ohne Schmerzen.

Nach gleicher Injektionsmethode haben wir auch andere Operationen am Unterschenkel ausgeführt, u. a. die Osteotomie einer schlecht geheilten Fraktur mit nachfolgender Naht und Sehnentransplantationen bei paralytischem Klumpfuss. Die Menge der Lösung beträgt hierfür etwa 250 ccm.

Zwecks Operationen am Fussgelenk haben wir die Unterbrechung des Peronaeus in der Kniekehle oder am Capitulum fibulae beibehalten, den Tibialis treffen wir vor seiner Teilung in die N. plant. medial. und lateral. etwas oberhalb des inneren Knöchels, wo er zwischen M. flexor hallucis longus

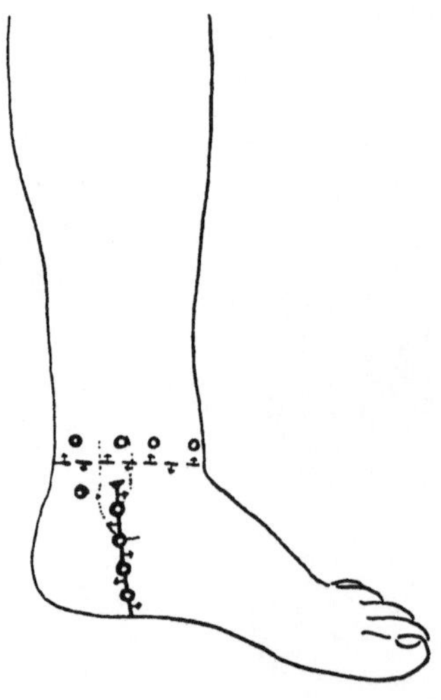

Abbildung 54.

und flexor dig. longus liegt, wenn wir die Nadel am medialen Rand der Achillessehne einstechen und gegen die Hinterfläche der Tibia vorführen; den Nervus suralis treffen wir bei Einstich in der Mitte zwischen lateralem Achillessehnenrand und Malleolus externus; beide Nerven werden bei der Umspritzung des Extremitätenquerschnittes besonders berücksichtigt. Die Infiltration des Unterhautzellgewebes oberhalb des Fussgelenks und der Schnittlinie darf nicht fehlen.

Genau in gleicher Weise gehen wir bei der Operation am Fuss vor, führen nur jedesmal eine bis auf die Knochen gehende Infiltration der Schnittlinie aus und können so mit bestem Erfolge vornehmen: die Pirogoffsche Operation (Abb. 54), die Exartikulation im Chopartschen oder Lisfrancschen Gelenk und Operationen am Mittelfuss. Bei Eingriffen an den Zehen haben wir die Umspritzung der Grundphalanx beibehalten. Mit 200 ccm der Lösung werden wir bei allen diesen grösseren Eingriffen auskommen.

Nicht unerwähnt bleiben darf die Ausführung der Lokalanästhesie bei kleineren Operationen im Bereich der unteren Extremität. Osteotomien am Ober- und Unterschenkel erfordern eine Umspritzung des Extremitätenquerschnittes und Infiltration der Schnittlinie, das Periost lässt sich dann ohne Schmerz abschieben, ebenso schmerzlos vollzieht sich die Durchmeisselung des Knochens.

Bei Eröffnung des Kniegelenkes, zur Entfernung von Gelenkmäusen z. B., injizieren wir zuerst etwa 30 ccm in die Gelenkhöhle, infiltrieren dann die Kapsel und die darüberliegenden Weichteile im Verlauf der Schnittlinie, wozu wir etwa 40 ccm der Lösung gebrauchen. Die Operation verläuft schmerzlos. Nachblutungen in das Gelenk sind bei guter Blutstillung nicht zu befürchten.

Die Naht der gebrochenen Patella vollführen wir mit oberem Bogenschnitt, Basis und Peripherie des Lappens werden umspritzt, nachdem etwa 40 ccm der Lösung in das Gelenk hineingebracht sind, die bei Eröffnung desselben wieder abfliessen. In beiden Fällen kann die Operation im Anschluss an die Injektion beginnen.

Die Exstirpation der venös erweiterten Beinvenen gelingt stets unter Lokalanästhesie. Wir infiltrieren das Gewebe zu beiden Seiten des sichtbaren Gefässes, worauf wir es schmerzlos herauslösen können; bei der Rindfleischschen Operation am Unterschenkel infiltrieren wir das Unterhautzellgewebe im Verlauf der Spirale, die Unterbindung der im Schnitt leicht erkennbaren Venen gelingt ohne Schwierigkeiten.